やせる冷蔵庫

村山彩

やせる冷蔵庫で、こんなにやせました!

BEFORE

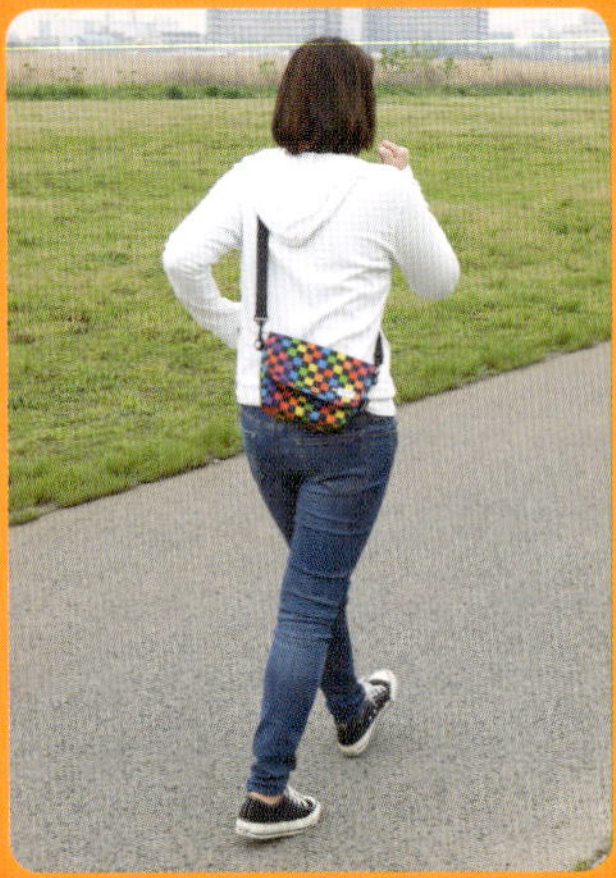

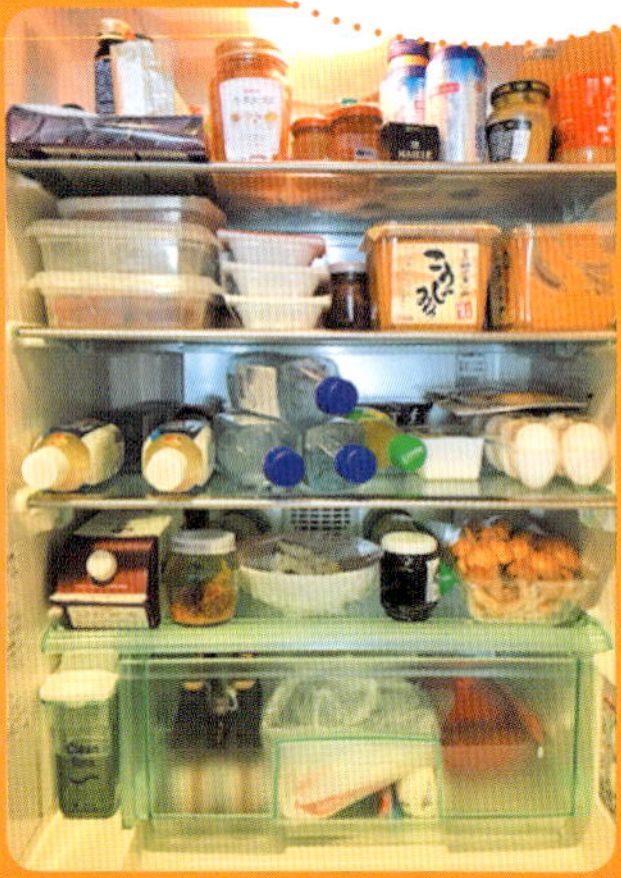

体重 62.6kg
体脂肪率 34.1%
ウエスト 75.0cm

10キロもやせました!

出産後、10kg近く体重が増えてしまい、何度かダイエットしたものの、リバウンドをくり返していました。「やせる冷蔵庫」は、いままでなんとなく食べていたものが、食べていいものか悪いものなのかがわかりやすく、納得して実践できました!

どんどん体によいものを食べる量が増え、食べてはいけないものを食べる機会がすっかり減りました。以前に比べて体調もよくなりました!

H・Sさん（41歳　家族構成：夫、子ども　期間：4か月）

AFTER

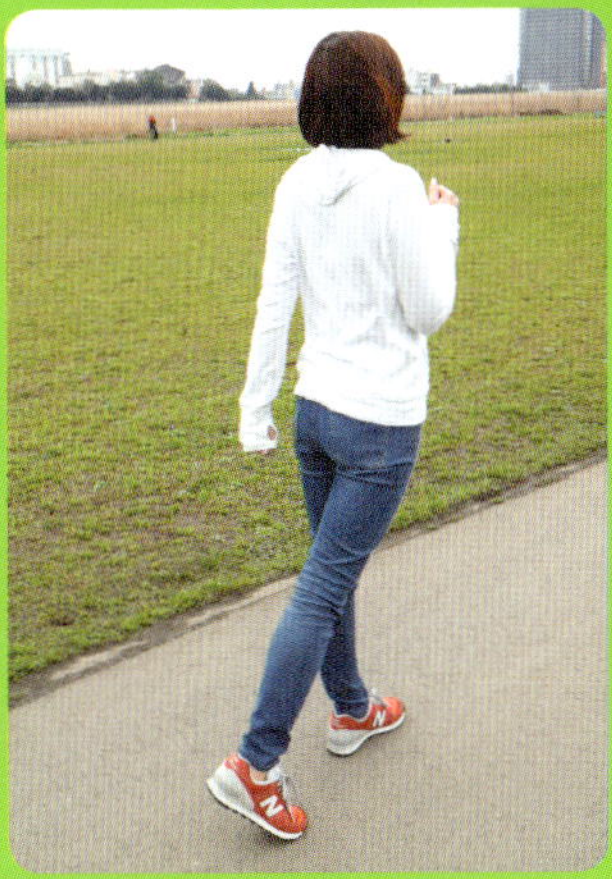

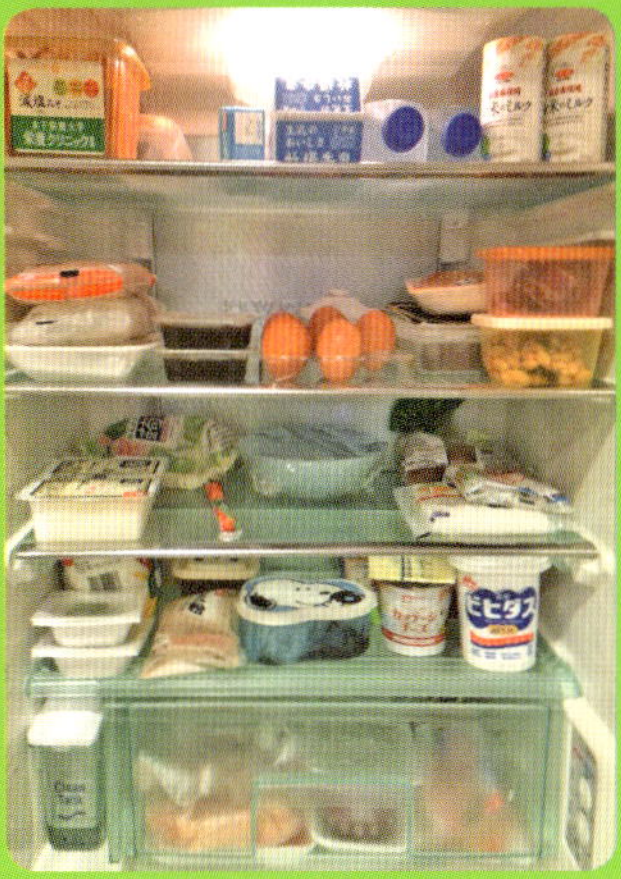

体重　52.2kg
体脂肪率　21.8%
ウエスト　63.0cm

体重 -10.4kg

体脂肪率 -12.3%

ウエスト -12cm

やせる冷蔵庫で、こんなにやせました!

BEFORE

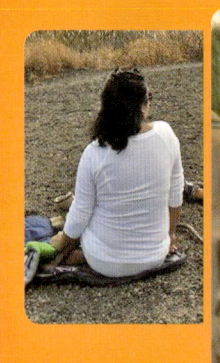

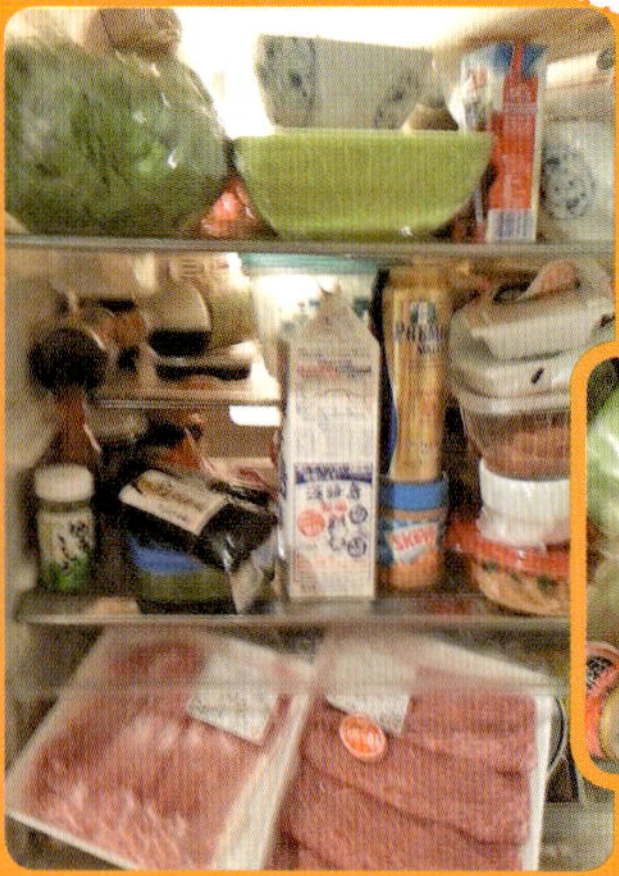
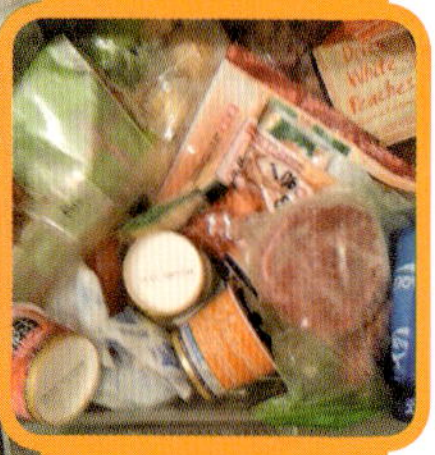

体重　80kg
ウエスト　105cm
体脂肪率　38%

お金も時間も節約できた！

最初は、冷蔵庫の中身を変えるだけで体が変わるのか、やせるのか……？と、まったく信じていませんでした。いままでも何度もいろいろなダイエットに大金をつぎ込んでいたからです。

でも、冷蔵庫を変えたら、やせたうえに体調もよくなりました。そして、たくさん買い物をしなくとも家族３人、２～３日分の食料は十分あると気づいてからは、買い物に行く時間もお金も節約できました。冷蔵庫をスッキリ保つために、余ったおかずやごはんをお弁当箱につめて持っていくようになり、食べ物をよく腐らせていた罪悪感もなくなりました。

M・Nさん（44歳　家族構成：夫、子ども　期間：5か月）

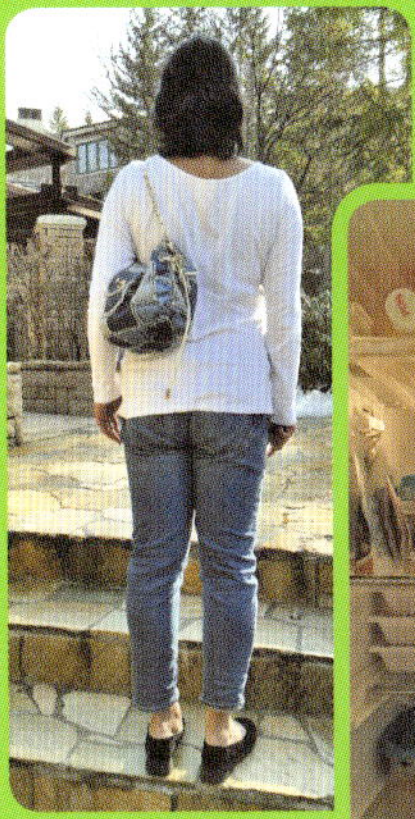

AFTER

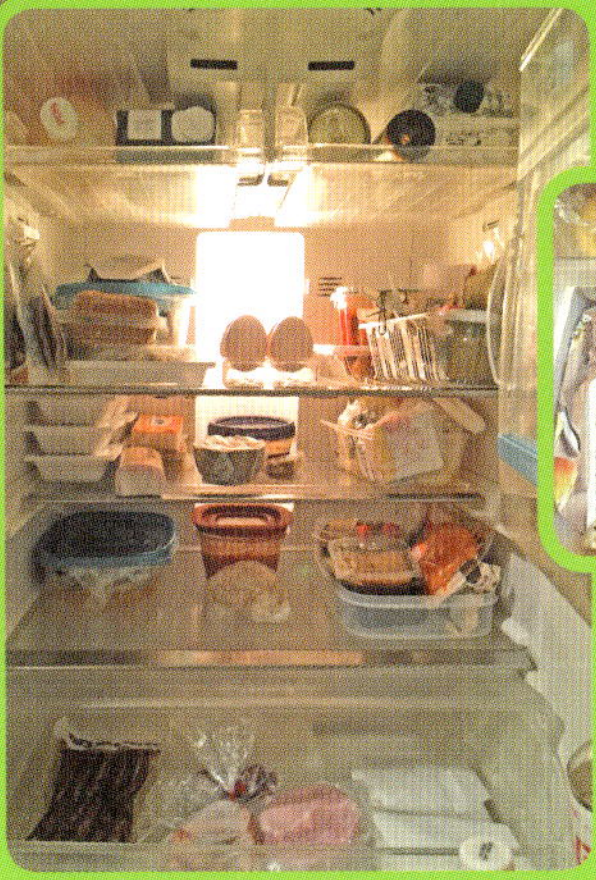

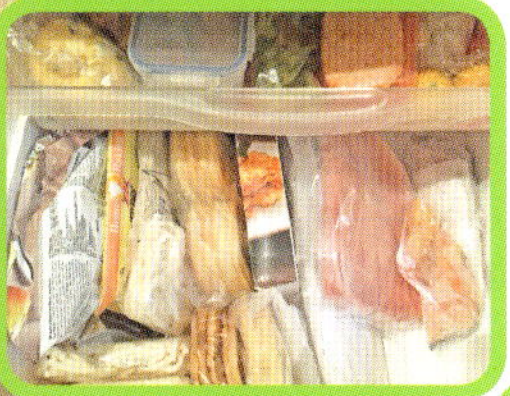

体重　77kg

ウエスト　91cm

体脂肪率　35%

体重 -3kg

ウエスト -14cm

体脂肪率 -3%

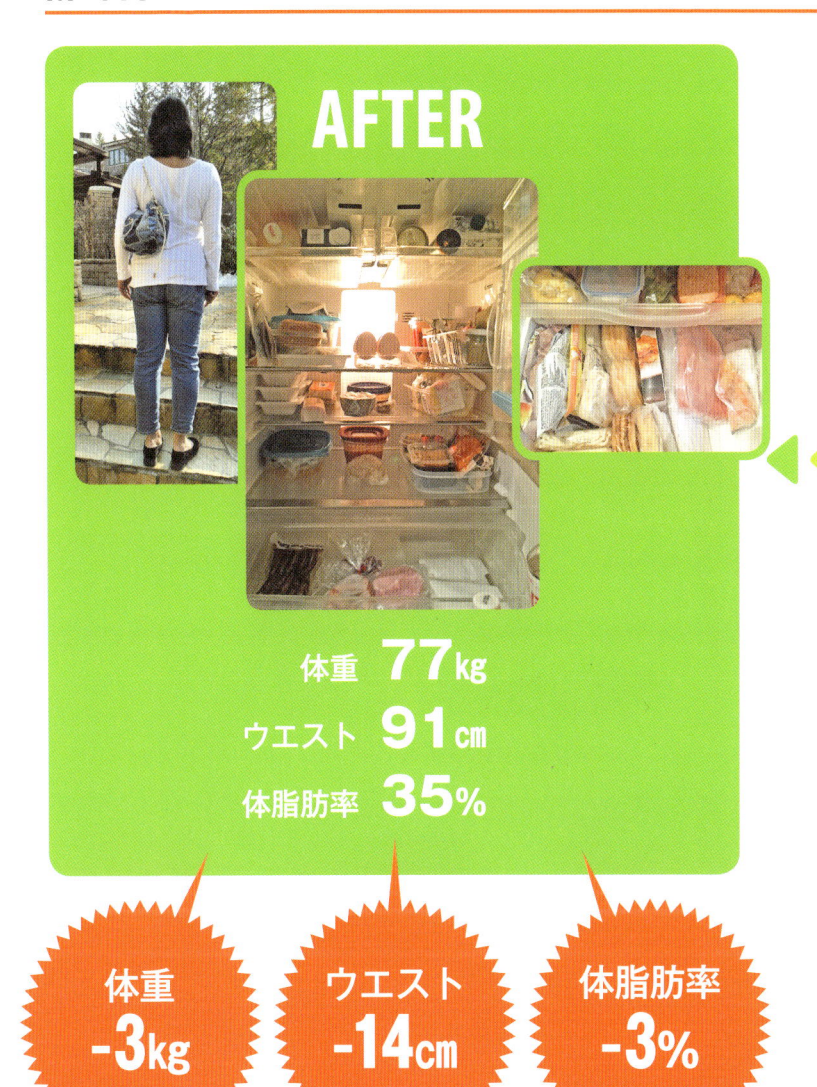

「やせる冷蔵庫」
を実践すると…

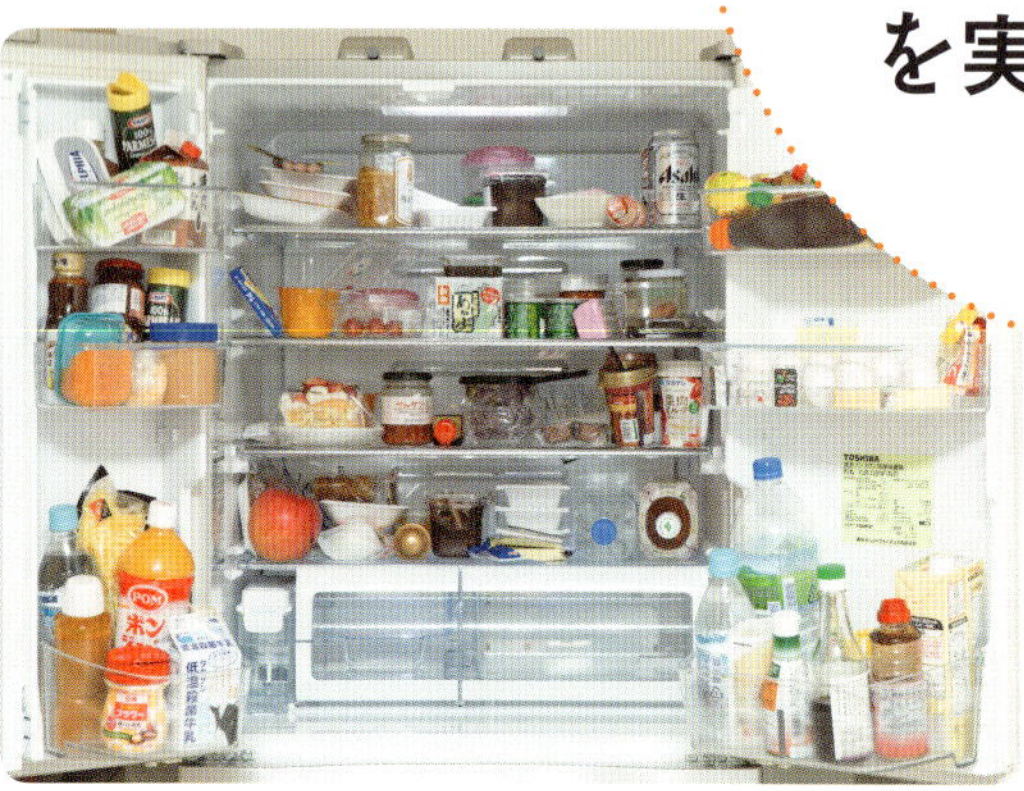

ぐちゃぐちゃ冷蔵室が…

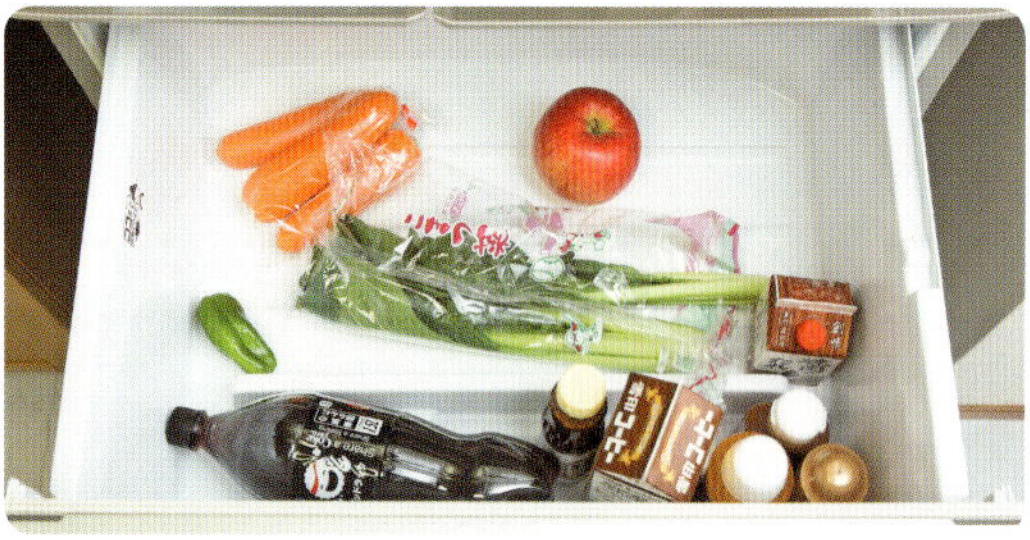

すかすか野菜室が…

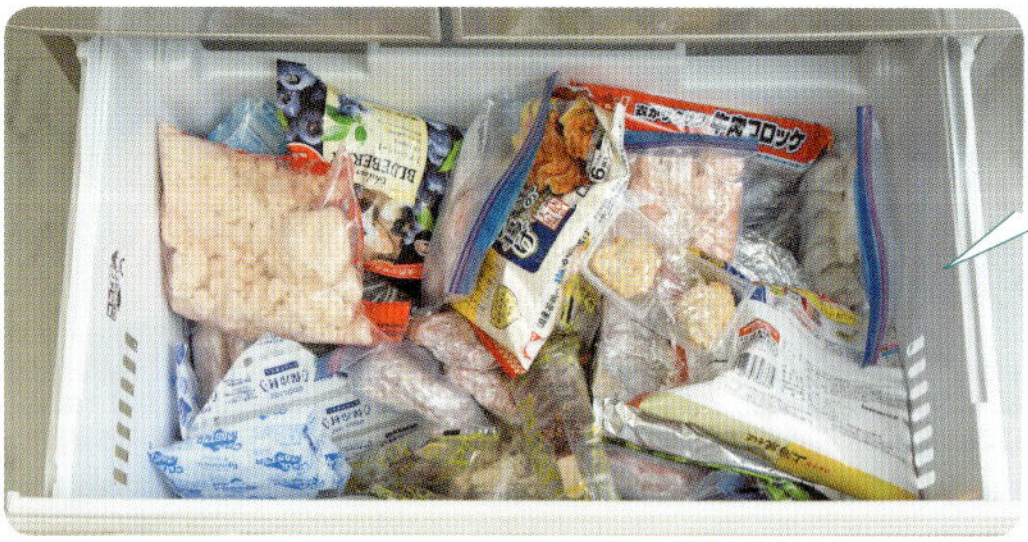

地層冷凍室が…

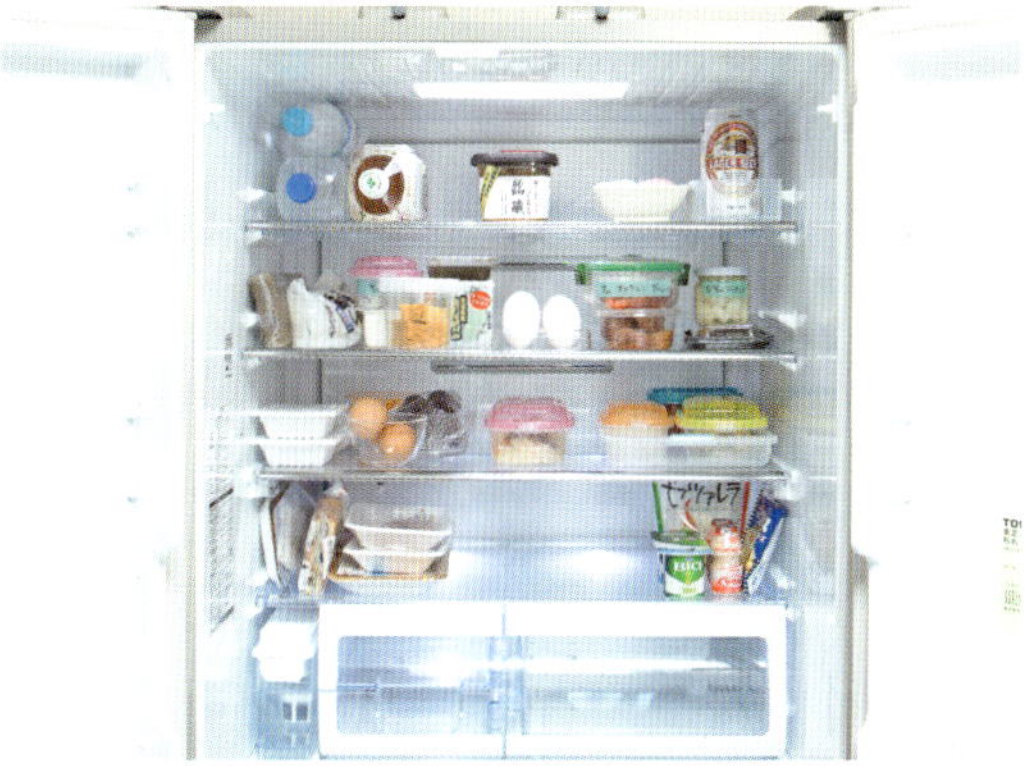

すっきり冷蔵室に!!

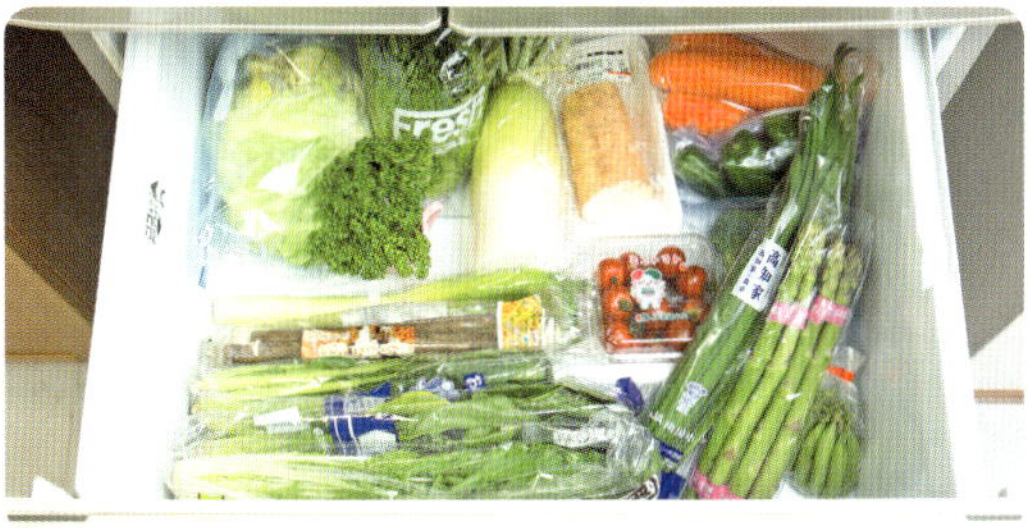

栄養たっぷり室に!!

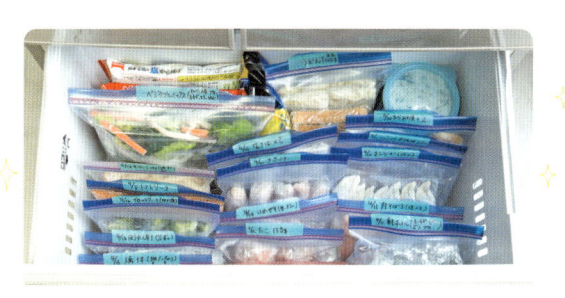

まっすぐ冷凍室に!!

はじめに

栄養素ごとに分けて置くだけでやせる！

冷蔵庫の中身を、栄養素ごとに分けて置くだけで、やせる。

これが、村山彩式ダイエットの「やせる冷蔵庫」です。

これまで私は、２００件ほどの冷蔵庫を見て、冷蔵庫の使い方や中身と、その人の体型について調べてきました。

その結果、**運動をしなくても、つらいガマンをしなくても、「冷蔵庫の置き方を変える」だけで、ダイエットはできる**ということがわかりました。


冷蔵庫の中をひと目見れば、あなたの体の状態がわかります。

なぜなら、**あなたの体は、あなたが食べたものでできているから**です。

人間には約60兆個の細胞があり、平均すると半年ほどで入れ替わっています。そして、その細胞はすべて、あなたが食べたものでつくられています。

あなたの皮膚も髪の毛も筋肉も細胞も、みんなあなたが食べたものでできているのです。

あなたの体＝あなたが食べたもの。

そして、冷蔵庫の中身＝いずれあなたが食べるもの。

ということは……**あなたの体＝冷蔵庫の中身**だということになるのです。

冷蔵庫の中身を変えれば、その人の体も変わる。**ダイエットのカギを握るのは、じつは「冷蔵庫」だった**のです。

冷蔵庫さえ変われば、運動ができなくても、食事制限が続かなくても、大丈夫です。

私はこれまで、「食欲コンサルタント」として、運動と食事を通して健康な体をつくり、やせることを指導してきました。でも、その中で「なかなか運動ができない」という悩みの声を多く聞きました。

さらに、私自身が妊娠をしたことから、これまでやっていた運動ができなくなり、食事だけで太らない体づくりをしなくてはならなくなったことも、切実に「運動なしのダイエット」を考えるきっかけになりました。

そして考え抜いた末にたどりついたのが、「やせる冷蔵庫」です。

正直に言って、これまで数々のダイエットを試しては失敗してきた私にとって、「やせる冷蔵庫」は、「こんな簡単な方法があったのか……」と、自分自身でも目からウロコが落ちるような体験でした。

冷蔵庫の中身や置き方と、その人の体は同じ。

だから、冷蔵庫さえ変えれば、ガマンしなくても、運動しなくても健康的にやせられる。そう気づいてから、２００件以上の冷蔵庫を見て、「何を」「どのように」置けばやせられるのかを研究してきました。

「やせる冷蔵庫」を実践していただいた方たちには、いずれも効果抜群です。

「まったくガマンしていないのに、ひと月で3・6キロやせました」

「2か月間でマイナス5キロ。人生で初めて楽しくやせられました」

「しばらくははけなかったズボンがはけて、ベルトの穴もひとつ小さくなりました」

「**夫もやせました**」

こんな声はもちろんのこと、さらに、

「ムダな買い物をしなくなり、月に食費が1万円節約できました」

「夕食をつくる時間が大幅に短縮できました」

「冷蔵庫の中がスッキリきれいで、野菜を腐らせることがなくなりました」

「冷蔵庫が整って、家族からほめられました」

といううれしいオマケまでついてきたのです。

「やせる冷蔵庫」のポイントは、ただひとつ。

冷蔵庫の中身を、栄養素ごとに分けて置くとやせる！

ただこれだけです。これだけ覚えておけば大丈夫。今日からすぐできます。

効果は保証付き。

さあ、この本でくわしくお話しします。

もくじ

第2章

冷蔵室がすっきりするとやせられる

第3章

扉の「区切り」でカロリーは減らせる

第4章

野菜室をぱんぱんにすると太らない！

第5章

「ためこみ冷凍室」から卒業しよう

第6章

太る買い物、やせる買い物

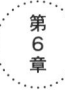

巻末ふろく

やせる冷蔵庫でつくるやせる食卓

ブックデザイン　轡田昭彦＋坪井朋子
編集協力　辻 由美子・乙部美帆
写真　邑口京一郎
スタイリング　城 素穂
編集　池田るり子・佐藤富美子（サンマーク出版）

冷蔵庫は
4つの場所に
分けられる

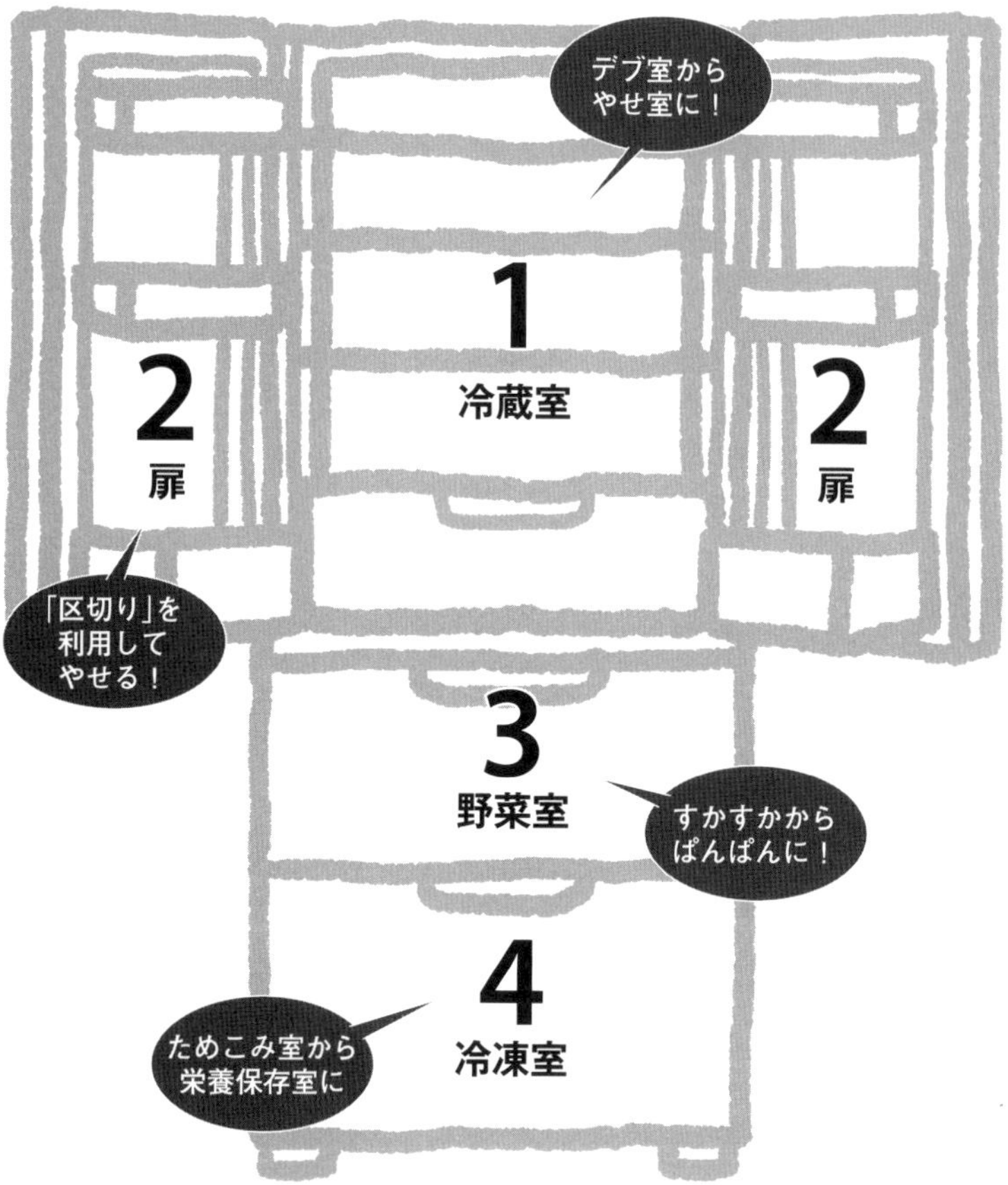

第1章

「やせる冷蔵庫」は3ステップでできる

冷蔵庫は、ためる場所ではなく、通過させるところ。
「やせる冷蔵庫」はそこからスタートします。

冷蔵庫は「ゴミ置場」ではありません

私がこれまで、２００件の冷蔵庫を見て思ったのは、「冷蔵庫をゴミ箱のように扱っている家が多い」ということです。

もちろん、きれいに整理されている冷蔵庫もありますが、ほとんどの冷蔵庫はものでぱんぱん。

「とにかく冷蔵庫に入れておけばいい」とばかりにつめこまれた、全然使っていないもの、何に使うのかわからないもの、いつからあるのかわからないもの、使いかけのまま放置されたもの、人からいただいたままのもの……。ものがいっぱいつまっていて、奥のほうには何が入っているのか、家族の誰もわからなくなっています。

これまで、「人の家の冷蔵庫を、勝手に開けてはいけない」と、怒られたことのある人はいませんか？　もしくは、家に人を招いたときに、人前で冷蔵庫を開けるのを少しためらったことのある人はいませんか？

押し入れやクローゼットを他人に見られるのはいやですが、冷蔵庫の中を見られるのはもっといやなもの。それは、何でもいいから入れておく、賞味期限が過ぎるまで見て見ぬふりをする、冷蔵庫に入れておけば何とかなる……そんなふうに冷蔵庫を使ってしまっているからです。

そんなふうに、冷蔵庫を〝ブラックボックス〟として使っていると、やせられないばかりか、健康を害してしまうおそれもあります。

本来、冷蔵庫は、「ためる場所」ではありません。

冷蔵庫とは、食品を栄養価が高い状態で食べるための「一時預かり場所」です。

「一時預かり場所」ですから、入れたものは、なるべく早く取り出して使わなければなりません。冷蔵庫は、ものをずっと保管しておくための場所ではないのです。

では、冷蔵庫に食べ物を入れておかなければいいかというと、そうではありません。

なぜなら、少ない材料でつくる**栄養が偏った食事は、バランスがとれた食事より太るから**です。

簡単に説明すると、栄養のバランスがとれた食事は、体内でお互いに助け合いながら、エネルギーをたくさん消費する体をつくってくれるからです。たとえば豚肉に多く含まれるビタミンＢ１は、糖質がエネルギーに変わるのを助けてくれます。

ですから、**おにぎり1個だけを食べるのと、おにぎり1個と豚肉を食べるのとで、どちらがやせやすいのかというと、おにぎりと豚肉を食べるほうなのです。**

つまりバランスよく食べたものは、栄養素同士が互いに助け合って、代謝をよくしたり、血糖値の上昇を抑えてくれたり、スムーズなお通じにつながったりするのです。

でも、栄養が偏っていると、体内に入っても、エネルギーとして使いきれずに体に残って、最終的には脂肪になってしまいます。

「私よりいっぱい食べているのに、どうしてあの人は太らないの？」といううらやましい人がいたら、その人はバランスの整った食事をしているからなのです。

そして、当然のことながら、栄養を考えずに必要以上に食べつづけてしまうと、代謝の悪い体になり、どんどん太ってしまいます。そして、肥満も栄養が偏った食事も、健康によくありません。

つまり、冷蔵庫を適当に使っていると、やせないどころか、健康まで害してしまうということになります。

そこで私はみなさんに**「健康的にやせる、整った冷蔵庫」**を提案したいのです。

ぐちゃぐちゃの冷蔵庫を「やせる冷蔵庫」に変える3ステップ

みなさんの冷蔵庫を「やせる冷蔵庫」に変えるには、次のステップを踏みます。

1 冷蔵庫の中身を全部出す

⬇

2 捨てるか、残すか判断する

⬇

3 定位置に戻す

1　冷蔵庫の中身を全部出す

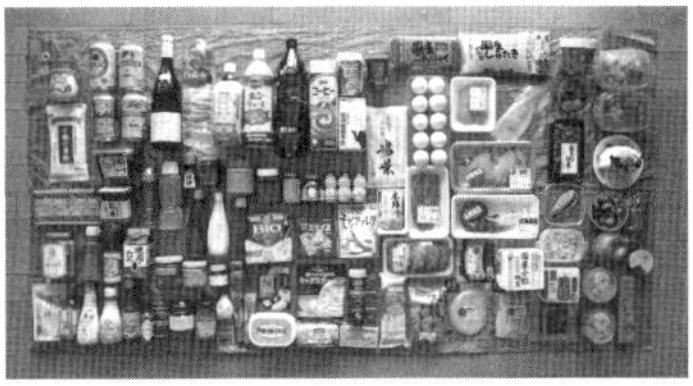

2　捨てるか、残すか判断する

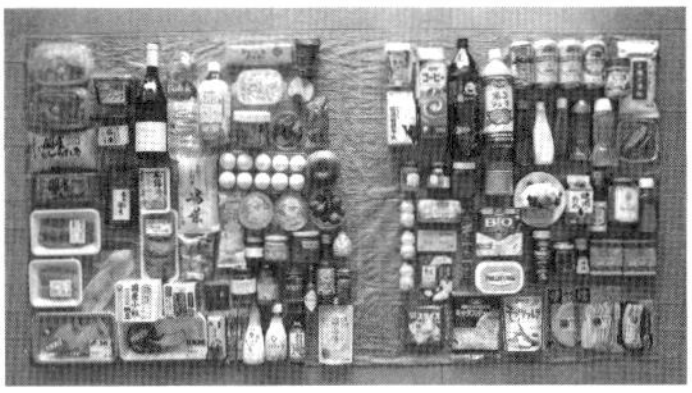

3　定位置に戻す

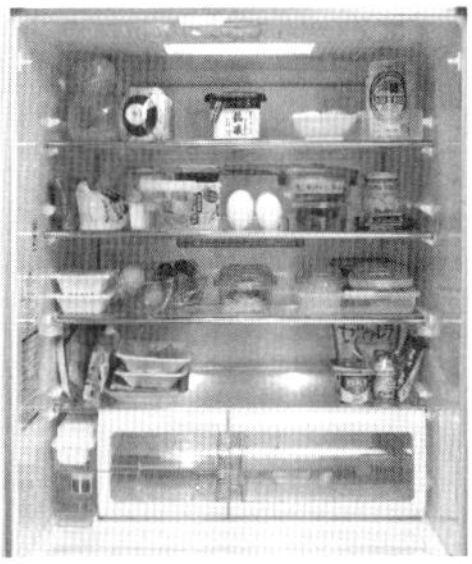

次のページから、くわしくお伝えしていきましょう。

ステップ1 冷蔵庫の中身を全部出す

「全部出す」と、やせられない理由がわかる

冷蔵庫を「やせる冷蔵庫」に変えるために最初にやることは、部屋の床にブルーシートを敷いて、冷蔵庫の中身をすべて出すことです。

いっさいがっさい、すべてです。

おそらく、多くの人はその量にびっくりするでしょう。

冷蔵庫には、「えっ、こんなに!?」と思うほど、たくさんの量が入っているものです。あるときおうかがいした家では、冷蔵庫から出したもので、部屋の床の半分くらいが埋まってしまったこともあるほどです。

中身をすべて出すのには、4つの利点があります。

❶全体の量がわかる

冷蔵庫の中身を全部出してみると、いったい**どれだけのものを自分が冷蔵庫の中にためこんでいたのかがわかります。**

「冷蔵庫にこんなにたくさんつめこんでいたんだ」「なんとなく買って、食べていたんだ」ということを自分の目で見て納得できます。

❷食品のダブりがわかる

冷蔵庫の中身を全部出すと、ものがダブって入っているのがよくわかります。

あるとき、一見整っている冷蔵庫から、なんと**チーズ8個、バターが5個、ソースが7本、ケチャップ2本、ジャムが10瓶も出てきた**ことがありました。

ご本人も、「こんなにあるとは思っていなかった」と驚いていました。

いまの冷蔵庫は容量たっぷりにできているので、いくらでも食べ物を入れておけます。それなのに、定位置を決めていないと、ばらばらにものを置いてしまい、たくさんあることに気づかずに、また買ってしまうのです。そして、賞味期限が切れる直前になってあわててたくさん食べる。これが「太る冷蔵庫」のからくりです。

❸栄養の偏りがわかる

冷蔵庫の中のものを全部並べてみると、自分に不足しているもの、食べすぎているものが、ひと目でわかります。

太りにくくて栄養のある野菜や肉、魚、大豆製品などが少なかったり、太りやすい甘いお菓子やジュース、脂質の多い焼き肉のタレなどの調味料、牛乳やヨーグルト、チーズなどの乳製品が多かったり……。

すると、「ああ、こういうものを食べているから、私はなかなかやせられないのね」ということが、目で見てはっきりわかります。**自分の食生活の「太らないもの」「太るもの」のバランスがわかる**のです。

それを実感していただきたいのです。

くり返しになりますが、あなたの冷蔵庫に入っているものは、これからあなたが食べるもの、そしてこれまであなたが食べてきたものです。

あなたの体は、あなたが食べたものでしかつくられません。ですから、**あなたの冷蔵庫の中身は、あなたの体そのもの**なのです。

❹さわってたしかめると、食べるべきかがすぐにわかる

冷蔵庫のものを外に出して、自分の手でさわると、「状態」がはっきりとわかります。霜がついていたり、固まっていたり、ベトベトしていたり、変色していたり、裏に汁がにじんでいたりします。

冷蔵庫に置いてあるのを見ただけでは、「まだ食べられそうだな」とか「残しておこうかな」と思いがちです。でも、取り出して手でさわってみると、この食品で自分の体をつくりたいかどうか、残しておくべきかどうかがはっきりわかります。

「この食べ物で、自分の体をつくるべきか」をきちんと見極めるためにも、冷蔵庫の外に出して、自分の手でさわってみて、感触をたしかめることが大切です。

ステップ2

捨てるか、残すか判断する

冷蔵庫をぱんぱんにしないほうがいいのはなぜ？

冷蔵庫の中のものを全部出したら、次は捨てるか、冷蔵庫に戻すかを決めます。家の収納を整理するときと同じですね。

この「捨てる」という決意がとても大切です。

つい、「食べ物を捨てるなんて……」と思ってしまうのですが、断言しましょう、余分なものがいっぱいつまった冷蔵庫では、やせることはできません。

捨てることのメリットは、冷蔵庫の中のものが減って、見やすくなることです。

食べ物がぱんぱんに入っていると、無意識のうちに「たくさん食べていい」と思ってしまい、結果として自分の考えている以上にたくさん食べてしまいやすくなります。

冷蔵庫の中がスッキリすると、「太るもの」「太らないもの」がひと目でわかります。

すると、自分が何を食べるべきかがわかるようになります。

食べ物をずっと冷蔵庫に入れておくと、どんどん栄養価も落ち、しまいには体に有害になってしまうことすらあります。

冷蔵庫は物置でも、ゴミ箱でもありません。**冷蔵庫をゴミ箱のように扱うことは、あなたの体をゴミ箱として扱うのと同じ**です。捨てるべきものは捨てて、きれいに保っていくことはとても大事です。

さらに、「太りやすいもの」がたくさん冷蔵庫に入っているなら、まずは少しずつでも捨てて減らしていきましょう。

冷蔵庫に入っているということは、いずれあなたが食べるということです。**おなかがすいて冷蔵庫を開けたとき、食べるのをガマンするよりも、冷蔵庫に入れないようにするほうがよっぽど簡単**です。**冷蔵庫の中身をまず「やせさせる」ことでやせた体を手に入れることができる**のです。

とはいえ、何を残し、何を捨てるかの判断は難しいもの。

そこで、捨てるかどうかを決めるときの判断基準をお伝えします。

よけいなものを捨てられるようになる8つのポイント

❶自分の体にしたくないもの

すでにお伝えしたように、あなたの体はあなたが食べたものでできています。**捨てるか、残すか迷ったときは、その食べ物が自分の体になるところを想像してみてください。**

たとえばすごく値段が高かったけれど、古くなっているものがあったとします。それを自分の体に入れたいと思いますか？

その食べ物で自分の体をつくりたいと思うでしょうか？　これがいちばん大事な基準です。

❷変なにおいがするもの

人間の嗅覚は敏感です。においをかいでみると消費期限にかかわらず、食べられるか食べられないか、ある程度はわかります。においに違和感があったら、その食べ物を自分の体に入れないほうがいいと思います。

冷蔵庫から出して、さわってみて、においをかいでみる。ひと手間かかりますが、その姿勢がちゃんと食べ物に向き合うのが大切です。

❸ふたがないもの、ベトベトしたもの

ふたがなかったり、ベトベトしていたり、汁がもれていたら、その食品は間違いなく酸化していて、栄養価が落ちています。

酸化すると、本来のおいしさや風味はなくなっている上に、体に有害なものに変わっている可能性まであるのです。

迷ったら、判断基準の❶を思い出しましょう。「それは自分の体になっていいものか？」「食べたいものか？」といつも問い直してみるのです。

❹賞味期限・消費期限の過ぎているもの

賞味期限はおいしく食べられる期限、消費期限は安全に食べられる期限です。

ですから、消費期限切れの食べ物は、自分が食べきれなかったものとして、きちん

とお別れしましょう。

賞味期限は過ぎていても食べられます。ただし、目安としては、**賞味期限×1・3以上の日数がたっていたら、古くなっていると思ったほうがいいと思います。**ここで大事なのは、使いきれなかったものは何かをしっかり覚えておくことです。次は小さいサイズを買うか、使いきれるもので代用するようにしましょう。

❺開けてから時間がたっているもの

賞味期限・消費期限とも、開封していない状態での日付です。食品の裏にはたいてい「開封後はお早めにお召し上がりください」と書いてあります。もし開封してしまったら、賞味期限・消費期限にかかわらず、「早めに」食べなければいけません。

でも、この「早めに」とはどれくらいでしょうか。

明確な基準はありませんし、ものにもよりますが、乳製品などあまり日持ちがしないものなら開封してから1週間くらい、調味料など日持ちがするものは1~2か月くらいでしょうか。

ちなみに私の場合は、1か月ごとに、冷蔵庫の中をチェックするようにしています。

開封してあるものは、においをかいだり、色を見たりして、使っていないものは、思い切って捨てるようにしています。

❻「いつ買ったか」「いつ使ったか」即答できないもの

使いかけのもので、「いつ買ったものかわからない」「いつ使ったのかわからない」ものがあったら、おそらくかなり時間がたっています。かりに賞味期限内であっても、思い切って捨てることです。

どうしてももったいないと思うのなら、**１週間後の日付を書いたテープを貼って、**後ほどお伝えする「消費期限の近いもの」ゾーンへ移動させます。**期限までに一度も使わなかったら、この先もきっと使わないはず。**そうなれば、思い切って捨てましょう。

食べ物はおいしく食べてこそ、栄養になって、体も健康になります。おいしく食べられないのなら、残しておいてもあまり意味がありません。

それよりも、今後の新しい、やせた自分のために、冷蔵庫をスッキリとさせましょう。スッキリとした冷蔵庫を開けるのは、気持ちがいいものです。

❼糖質、脂質が多いもの

お菓子や炭酸飲料など糖分が多いものは、糖分が体の中で脂肪に変わって太ってしまいます。それに、食べると血糖値がぐっと上がってしまうので、健康にもよくありません。**冷蔵庫に入っているものを食べないようにガマンするのは大変ですが、そもそも冷蔵庫に入っていなければ、体に入ることもありません。ですから、最初から冷蔵庫に入れないようにしていきましょう。**

くり返しますが、冷蔵庫の中身＝あなたの体です。

「この大量の砂糖をあなたの体にしますか？」「この甘い炭酸飲料でできた体になりたいですか？」「このケーキであなたの体をつくりたいですか？」

「イエス」「ノー」で答えていけば、意外と簡単に決められるものです。

そうはいっても、お菓子や炭酸飲料をまったくゼロにしなさい、というわけではありません。たまに食べて心の栄養にするのなら、置いておいてもいいと思います。**健康にいい食事は「体貯金」と考え、心の満足を得るためのおいしいごほうびは、「心貯金」と考えましょう。**

ただし、量を決めておきましょう。体に入れる量を「これだけ」と決めておいて、それだけしか冷蔵室に入れないのです。

このために**「やせる冷蔵庫」では、冷蔵室の扉部分に「ごほうび」ゾーンを設定します。**

よくたまごが入っていたり、調味料が入っていたりする扉の部分は、小さな仕切りがあるので、一定以上の量は置けなくなっているからです。あとでくわしく説明しますが、ぜひこの「扉の仕切り」部分をうまく活用してください。

❽2種類以上の粉もの

小麦粉や天ぷら粉、お好み焼き粉など、粉ものにも注意が必要です。というのも、粉ものは糖質を多く含んでいて、たくさんとりすぎると体脂肪に変わってしまうからです。そして、非常に高カロリーです。

「やせる冷蔵庫」では、太るものはなるべく冷蔵庫に入れないのが鉄則です。

ある家では、小麦粉、お好み焼き粉、ホットケーキミックス、たこやき粉、片栗粉、天ぷら粉など、粉もので冷蔵庫が埋めつくされていました。

やせる冷蔵庫では「粉ものは2種類まで」と決めましょう。

粉ものは、小麦粉ともう1種類あれば十分です。極力少なくしていくことで、ガマンしなくてもやせる体になれます。

また、粉ものを冷蔵庫の外に置いている方も多いと思います。でも、粉ものは暑さや湿度でダニがわくこともありますし、戸棚などに保管しておくとついつい忘れてしまい、買いすぎたりしてしまうことも多いので、冷蔵庫に保管しておくのがオススメです。

「やせる冷蔵庫」にするとムダづかいが減る

捨てるかどうかを考えていると、いくらやせるため、健康のためとはいえ、「食べ物は簡単には捨てられない……いつ食べるかわからないけれど、まだ食べられるし……」という気持ちが出てきます。

そうなんです。「捨てる」ことが、「やせる冷蔵庫」でいちばん難しいことです。

せっかくの食べ物を、捨てるなんてもったいない……という気持ちは、もちろん私にもあります。ただ、こう考えてみてほしいのです。

冷蔵庫の中身＝あなたの体。

この原則を思い出してみれば、この食べ物は、あなたの体になるものたちです。**古いものを食べていれば、古いものでできた体になってしまう**のです。

古くなったもの、つまり酸化したものを体に入れるということは、本来の栄養価は落ち、サビているものを体に入れるのと同じことです。

サビているもので体をつくることで、はたして健康になれるでしょうか？

それが本当に、あなたのため、そして家族のためになるでしょうか？

そして、捨てるのはとてももったいないのですが、冷蔵庫の中に入ったまま、ずっと食べていないものは、いずれは腐ってしまうもの。**これはじつは、「買う必要がなかったもの」**です。

そこでひとつ、提案です。「こんなに捨てていいのかな……」と不安になったら、捨てる前に、それを買うために必要だったお金を計算してみてください。

本来なら買わなくてもよかったのに、買ってしまったものたち。そのためにムダにしたお金はいったいいくらになるのでしょう？　そうやって具体的な金額に落としこんでいくことで、自分のムダがはっきり数字でわかります。

そして、一度金額にして出してみると、買う前に「本当に必要かな？」と問いかけるクセがつくようになります。それだけで、未来のムダづかいをぐっと減らすことができるようになるのです。

これまで**「やせる冷蔵庫」を実践してくださった方の中に、「ムダづかいが減った」という声が多かった**のは、食品のムダを〝見える化〟して、お金に換算してみたからだと思います。

ステップ3

冷蔵庫の定位置に戻す

「太らないためのセッティング方法」がある

残すものを決めたら、いよいよ食品を冷蔵庫に戻していきます。

このときもう一度思い出してほしいのが、冷蔵庫に戻すものがあなたの体になる、ということです。

冷蔵庫に戻すもの　＝　あなたの体になるもの

です。このことを、よく頭の中で思い返しながら、冷蔵庫に戻していきます。

いま、手にとっているものが、自分の体になってもいいものなのか？　いま一度、ここでふるいにかけてほしいのです。もしかしたら、冷蔵庫に戻すこの段階で「やっぱりもう食べない」と決まるものがあるかもしれません。

迷ったら、捨てる。思い切って決断をするほうが確実にやせられます。

さて、戻す場所ですが、**「やせる冷蔵庫」のポイントは「すかすか・ぱんぱん」と「定位置を決める」**です。

定位置を決めて、「太らないもの」が入るところはぱんぱんに、「太るもの」が入るところはすかすかにしておくのが「やせる冷蔵庫」のいちばんのポイントです。

これは「太らないためのセッティング」です。不思議に思われるかもしれませんが、冷蔵庫の中に、食べ物をどういうセッティングで置いていくのかで、体重は一気に変わります。

どこにどう戻すのかは第2章以下でくわしく説明します。とにかく大切なのは決められた定位置を守ることです。

定位置を決めるメリットは、食品をダブって買うことがなくなることです。

以前見せていただいたお宅では、冷蔵庫のあちこちから納豆が12個も出てきたことがありました。依頼主の方は「えっ、こんなに」と驚いていましたが、**食べ物の居場所を決めておけば、こんなふうに重複して買ってしまうことがなくなります。**そして、賞味期限を気にして食べすぎてしまうことが防げる、というわけです。

定位置を決めるメリットは、それだけではありません。

冷蔵庫の中の、「食べても太らないもの」と「食べたら太るもの」がひと目でわかるようになることです。

「やせる冷蔵庫」では、栄養素ごとに定位置を決め、太りやすい食べ物とやせやすい食べ物を分けて入れておきます。

どのゾーンから何をとって食べたか、自分が食べたものが把握できるので、「知らぬ間に食べすぎてしまい、太ってしまった」ということがなくなります。

「今日は太るものからたくさん食べた」ということがわかると、「では明日は、太らないものから食事をつくろう」と、簡単に考えられるようになるので、やせられるのです。

レッスンをさせていただいた方は、「べつにどちらでも変わらないと思って、無意識に買って食べていたものが、すべてカロリーが高いものでした。でも、食材の場所を分けて、食べたほうがいいものと食べないほうがいいものを明確に分けたことで、まったくストレスなく〝どっちでもいいなら、こっちを食べよう〟とヘルシーなものを選べるようになりました」とおっしゃっていました。

もうひとつ、大きなメリットがあります。

それは、**「栄養の偏り」に気づきやすくなるので、同じボリュームでも、やせやすい食事をつくることができるようになる**ことです。

栄養素ごとに分けて入れてあるので、いったいどの食べ物とどの食べ物が同じ栄養素をもっているのかがすぐにわかるようになります。

冷蔵庫の同じ場所から同じ栄養素同士をとって一度にたくさん食べるより、多くの種類の栄養素をとるほうがやせやすくなります。

冷蔵庫の同じゾーンから食材を取り出さないようにする。たったそれだけでやせられるのです。

たとえば朝ごはんに、チーズトーストとベーコン、ウインナーと野菜入りのスープ、ヨーグルト、カフェラテをとっていたとします。一見しっかりした朝ごはんのようですが、冷蔵庫を「やせるセッティング」にしてみると、栄養素が偏ってしまっていることがすぐにわかるようになります。

ベーコンとウインナーは肉、栄養素でいえば「たんぱく質」の仲間です。ですから、どちらかひとつでいいのです。それがわかれば、ウインナーを減らして野菜だけのスープにしたり、ベーコンをアボカドに替えてアボカドチーズトーストにしてみたり、納豆に替えて納豆チーズトーストにするなど、バランスをよくする工夫ができます。

ほかにも、この献立には、偏っているものがあります。

何だと思いますか?

それは、乳製品です。チーズも、ヨーグルトも、カフェラテの牛乳も乳製品ですから、じつはこれだと、乳製品をとりすぎて太りやすい朝ごはんになってしまいます。

その場合は、カフェラテをホットコーヒーにしたり、ヨーグルトを減らしたりすればいい。それが、「定位置」を決めるだけで簡単にできるようになるのです。

ゾーン分けすることで、やせる食事が簡単につくれるようになる。それがいちばん大きなメリットです。

食材を腐らせない「置き方」のコツ

定位置に食べ物を戻すときは、すべてのものがきちんと見えるように置きましょう。

そうすると使い忘れがなくなるので、食材がムダになりません。

奥のほうに入れるのは背が高いもの、手前は低いものにして、奥まで見えるようにするだけでいいのです。

そうすると、手前の見えるものばかり使って、奥のものは忘れてしまうのが防げます。

冷蔵庫の中で、食べ物を腐らせてしまって後悔したことのある人も多いと思いますが、それは「置き方」が悪かっただけ。「置き方」を変えれば、もう忘れてしまうことはありません。

冷蔵庫はそもそも、食べ物をためておく場所ではありません。新鮮な状態で食材をどんどん使って、おいしく食べるためにあるものです。ですから冷蔵庫に入れたものは忘れずに、ためずに食べていきましょう。

また、「よく見える」ようにするために、**冷蔵庫に入れる袋やタッパーは、透明なものだけ**を使うことをオススメします。買い物袋に入れたまま、中身がよく見えない状態で入れてしまうと、結局使うのを忘れてしまうからです。

透明なビニール袋やタッパーに移し、中身が外からはっきり見える状態にして入れましょう。

冷蔵庫の中のすべての食品を自分のコントロール下に置いて、状態を把握し、つねに食べ物を回していけるようにする。それが「やせるセッティング」です。

くり返しますが、冷蔵庫は、「ためておくための場所」ではありません。食材をおいしく食べるために、一時的に置いておくための場所なのです。

冷蔵庫とトイレ、どちらを多く掃除していますか？

外に出したものを冷蔵庫に戻す前に、ぜひやっていただきたいことがあります。それが冷蔵庫の掃除です。

じつは冷蔵庫は、気をつけないと意外に不衛生になってしまいやすい場所です。**清潔にしておきたい場所なのに、トイレより掃除していない。**それが現実です。

冷蔵庫は、食品の衛生状態を保つためにつくられたものですから、冷蔵庫内はぜひきれいに保ちたいもの。アルコールスプレーで、冷蔵庫内はもちろん、外側の扉や側面、天板もふいておきましょう。

とくに注意したいのは扉のゴムパッキンのところです。その部分にかびが生えている家がけっこう多いのですが、かびが食品に移る可能性もあるので、念入りに掃除をしてください。

一説によると、冷蔵庫には500万個もの雑菌がいるそうです。菌やかびやダニにとってはふんだんにエサがありますし、掃除しないと、絶好の住みかになってしまいます。

また、魚や肉や泥つきの野菜にも、もともとついている雑菌があります。古い肉をいつまでも置いておいたり、魚の内臓からしみ出た汁をほうっておいたりすると、そこから菌が繁殖してしまいます。

冷蔵庫に入れると、菌やダニが死ぬと思っている人もいるようですが、**冷蔵庫に殺菌作用はありません。**一時的に仮死状態になったり、低温で増えにくくなったりすることはあるかもしれませんが、死滅するわけではないのです。

さらに、**冷蔵庫の中全体が食べ物でぱんぱんだと、じつは「きちんと冷えない」**ので、食材が悪くなりやすくなるおそれがありますし、掃除がなかなかできません。でも「やせる冷蔵庫」に変えていけば、冷蔵庫がスッキリするので、掃除をするのもそれほど面倒ではないでしょう。

目安として、月に1回くらいは、アルコールスプレーで中と外をふいてください。逆にいうと、**月1回、さっと掃除できないくらい食べ物がつまっているとしたら、その冷蔵庫は「ためすぎ」の目安になる**と思います。

リバウンドしない買い物の極意

冷蔵庫の中身を整理して、ものの定位置を決め、太らないセッティングに変えても、「太る」ものを買ってきたのでは、元に戻ってしまいます。

冷蔵庫の中にないものは食べられないのですから、冷蔵庫に「太る」ものを入れない。それが「やせる冷蔵庫」をキープする鉄則です。

そのためには、買い物の段階から冷蔵庫に入れるものを選別して、「太る」ものは買わないようにしていきましょう。

リバウンドしない買い物の方法については第6章で説明しています。ガマンせずに、太らない買い物をするためのコツをたくさんお伝えします。


これが「やせる冷蔵庫」のつくり方です。

もしかしたら、「そもそも、これで本当にやせられるの？」と、思っている方もいるかもしれません。

そんな方のために、次の章からはいよいよ、「やせるセッティング」について説明します。

これまで200件の冷蔵庫を見て生み出した、「こう置くだけでやせられる」セッティングについて知ってみてください。

そうすれば、「なぜやせられるのか？」をご理解いただけると思います。

第2章

冷蔵室が すっきりすると やせられる

冷蔵庫の中でもいちばんボリュームの大きい冷蔵室。
ここをどう変えるかで、「太る」「やせる」が決まります。
冷蔵室は12のゾーンに分け、必ずその定位置を守るようにしましょう。

12のゾーンに分ける

冷蔵庫には、大きく分けると「冷蔵室」「扉」「野菜室」「冷凍室」の４つの場所があります。このうちいちばんボリュームが大きいのは、「冷蔵室」です。

ふだん私たちが食べ物を探すのも、ほとんどがこの冷蔵室からです。

つまり冷蔵室は、私たちの体にもっとも直結する場所。ということは**冷蔵室をどう変えるかが、「太る」「やせる」を決定づける大きなポイント**になります。

「やせるセッティング」では、冷蔵室を12のゾーンに分けます。

12のゾーンは、栄養素別に分かれています。最初は12のゾーンを覚えるのが少し大変かもしれませんが、２１６ページにあるゾーン分けをコピーして、冷蔵庫の扉に貼っておくと、迷わずにしまうことができると思います。

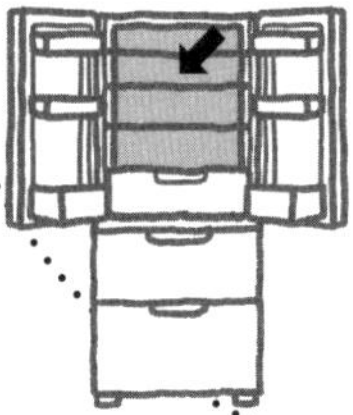

やせる冷蔵室セッティング

*カラーはp216にあります。

2
背が低いもの
3
アルコール
見づらい
5
たまご
6
朝食セット
8
残り物(小)
9
消費期限の近いもの
見やすい
11
残り物(大)
12
乳製品
見づらい

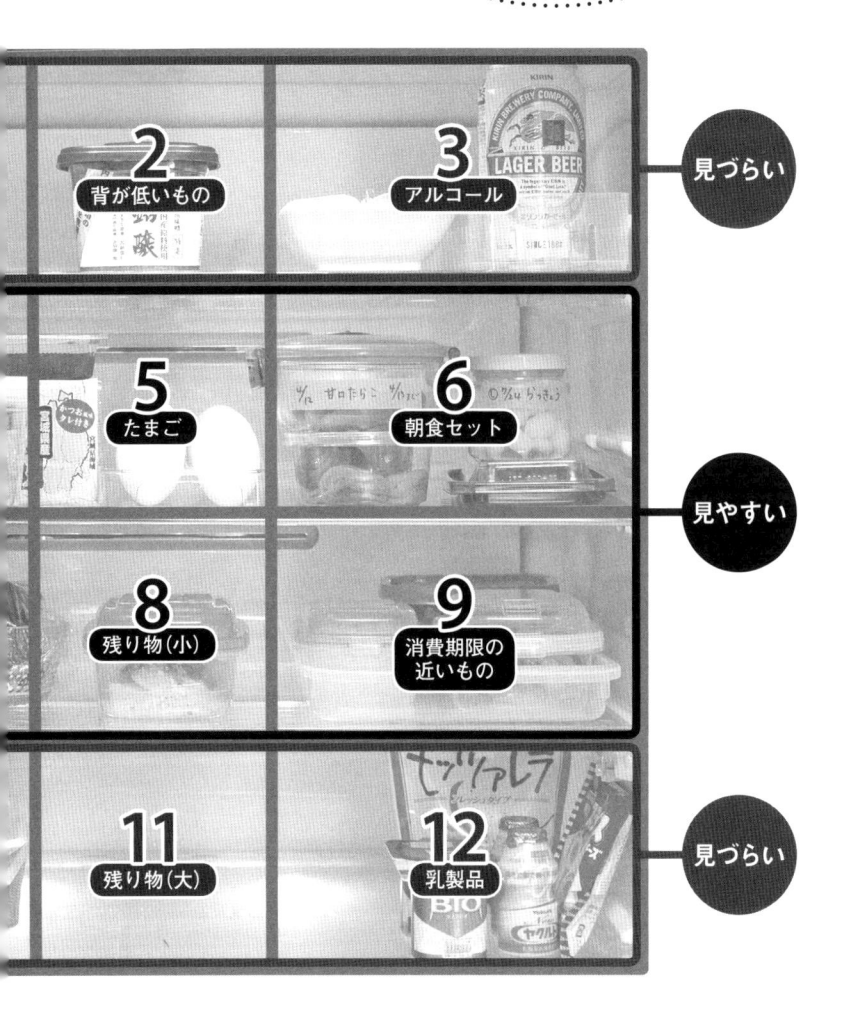

POINT

「太らないもの」は目立つ場所に置き、「太るもの」は見ると食べたくなるので、目立たない場所に置く。

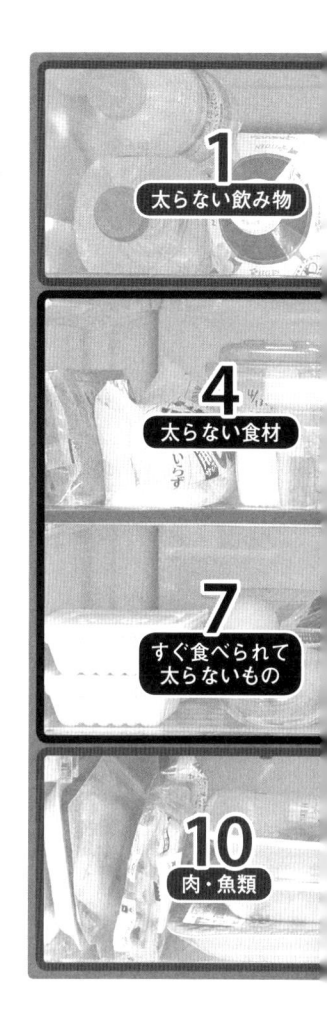

1段目 隠れエリア

いちばん上の段をうまく使うのは大変。見えづらいので何を入れても忘れがちなこの場所には、「見えなくても必ず探すもの」を入れていきます。

2段目 VIPエリア

冷蔵室の2段目は、冷蔵室を開けたときにいちばん目につく場所。ここには、「太らなくて、栄養のあるもの」をたくさん入れておきましょう。食事で使いたい食材を目につく場所に置いておくことで、やせるようになります。これが「やせる冷蔵庫」のポイントです。

3段目 「すぐ食べる」エリア

おなかがすいたときにすぐ食べられる、カロリーが低くて栄養のあるものをまとめておくと、ついお菓子などを食べてしまうことや、外食に頼ってしまうことが防げます。また、冷蔵室の中にずっと眠っているものをなくし、おいしいうちに食べるようにするためには、「すぐ使うもの」をまとめて置いておくのが大切です。

4段目 土台エリア

冷蔵室のいちばん下は、土台になる部分。ここにはいつも置いておきたい、体の基礎になる栄養素を入れておきます。

ここから、各ゾーンのくわしい説明をしていきます。

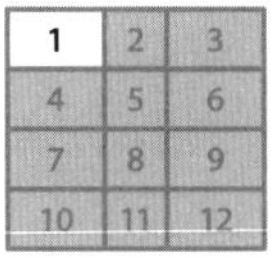

1ゾーン

太らない飲み物

入れておくもの

水、お茶、炭酸水

◎炭酸水を入れておくとやせる

ここには、水やお茶など、いくら飲んでも太らない飲み物をストックしておきます。見えづらい場所なので目立ちませんが、水やお茶なら忘れてしまっても、劣化する心配はありませんし、飲み物類は長さがあるので、奥にものが隠れにくくなります。

ここに、**炭酸水は必ず入れておく**ようにします。なぜかといえば、ビールのかわりにすることで、簡単にやせられるからです。

えっ、と思う方もいるかもしれません。でもじつは、ビールを飲みたいとき、あの「味」を味わいたいというよりは、「のどごし」を求めているだけのことが多いのです。

実際に試してもらうと、ほとんどの方は、ビールのかわりに炭酸水を飲んでも満足できるとおっしゃっていました。

炭酸水は水ですから、糖質の多いビールを飲むよりずっとやせやすくなります。たとえば最初の1杯だけ缶ビールにして、そのあとを炭酸水に替えてみるなど、工夫してみてください。

「水やお茶以外の飲み物はどうするの？」という疑問には、のちほどお答えします。

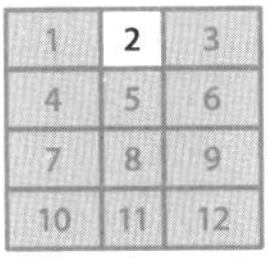

2ゾーン

背が低いもの

入れておくもの

みそ、粉もの

◎冷蔵室のランプがふさがれてしまっていると太る!?

冷蔵室を開けてみてください。ほとんどの冷蔵室には、この2ゾーンにランプがついています。そして、**このランプをものでふさがないことが、やせる冷蔵庫にとって**

とても大切です。

ものでこのランプをふさいでしまうと、冷蔵室全体が暗くなり、どこに何が入っているかが見づらくなってしまいます。たったこれだけのことなのですが、**このランプをふさがないように工夫するだけで、一気に食材が使いやすくなり、栄養バランスがよくなるうえ、食材をムダにすることが減る**のです。

ランプが隠れないように、このゾーンには背の低いものを置きましょう。

背が低い容器に入っている**みそ**を、ここに置きます。見えづらい場所ですが、みそは料理でよく使う食品なので、忘れっぱなしになることはありません。

そして、**小麦粉や片栗粉などの粉もの**。粉ものは糖質ですから「太るもの」の仲間です。じつは小麦粉は1カップで約400キロカロリー。ごはん約2杯分ものカロリーがあります。ですから、あまりたくさん使いたくないので、見えづらいこの場所に置きます。

粉ものは多くの場合、大袋で売っています。何種類も持っていると、すべてを賞味期限内に使いきると、かなり多くのカロリーをとってしまうことになります。

ですから、**粉ものの個数は2個まで**と決め、ここに置きます。**オススメなのは、小**

麦粉と片栗粉だけを残して、お好み焼き粉やたこやき粉などは減らすことです。

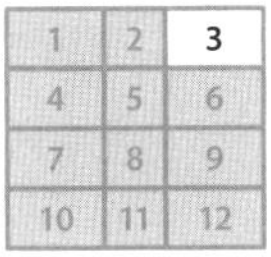

③ゾーン

アルコール

入れておくもの

ビール、ワイン、おつまみセット

◎ビールの隣に必ず置いておくべきものとは？

ビール、ワインなどのアルコール類はこの場所に置きます。アルコールは太りやすいので、あえて狭くて見えづらいここに置きます。飲みたいときに見えないわけではありませんし、万一忘れていても腐らないので安心です。

スペースがせまいため、ビールは2缶くらいしか置けないのもポイントです。飲みすぎを防ぐために、少しだけ冷やすようにしましょう。

晩酌のときは、ついつい高カロリーのものをおつまみにしてしまいがちです。ですから、**同じゾーンにかまぼこや枝豆などカロリーが低くて栄養があるおつまみを置い**

て、**晩酌セットをそろえておく**と、よりやせやすくなります。

「冷蔵庫」をしっかり管理しようと思ったとき、じつは大きなポイントになるのが、**家族が食べるものをわかりやすく置いておき、その他のセッティングをくずさないようにする**ことです。晩酌セットの場所が決まっていれば、ご主人がつまみやお酒を探して冷蔵庫の中をあちこち探さなくてすみます。

あちこち探す手間をかけさせてしまうと「元の冷蔵庫に戻してくれ」と言われてしまいかねないので、ぜひお酒とおつまみは晩酌セットとしてそろえておきましょう。

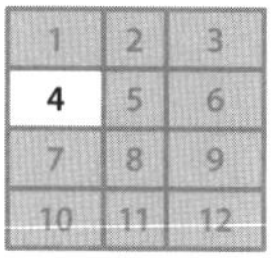

4 ゾーン

太らない食材

入れておくもの

豆腐、おから、厚揚げ、油揚げ、きなこから2種類。もずく、わかめ、昆布、ひじき、めかぶの中から2種類。こんにゃく、しらたきをひとつずつ。しらす、じゃこ、桜えびなど

◎「大豆製品」はぱんぱんに入れておきなさい

このゾーンには、**栄養があって太らないものの代表選手である大豆製品や海藻、こ**

んにゃくなどをたくさん置きます。

見えやすい段に、栄養があって太らないものを入れ、毎日食べる。これが「やせる冷蔵庫」のポイントです。

豆腐や厚揚げなどの大豆製品は、やせやすく満足感があり、さらに、生、焼くだけ、煮るだけで簡単に1品つくれる優れものです。

大豆の主成分である植物性たんぱく質にはひじょうに高い栄養価がありますし、体内から余分な脂質を排出する働きもあります。1日に1度は食べるようにしてください。

◎目立つ場所に必ず置いておく2つのもの

もずくなどの海藻類は、**代謝を促し、排出を助ける働きがあるマグネシウムと食物繊維の両方を豊富に含んでいるので、やせやすい食材です。**容器から出せばすぐ1品になるので、プラスワンのおかずとしても便利です。もずく、わかめ、昆布、ひじき、めかぶの中から2種類はつねに置いておきましょう。

ダイエットの強い味方、こんにゃくとしらたきもここに置きます。私はこれをＶＩ

P扱いにしていて、ストックを切らさないようにしています。こんにゃくやしらたきはほぼノンカロリーなので、私はつねに２個は冷蔵室にキープしています。

しらすやじゃこ、桜えびは乳製品以外のカルシウム源として、このゾーンに置きます。カルシウムは不足しがちなのですが、いつも目にふれるＶＩＰゾーンに置くことで、積極的に食べるようになり、栄養バランスが整いやすくなります。

このゾーンの食材は太らない上に、健康にもとてもいいものばかりなので、いつもぱんぱんにしておきましょう。

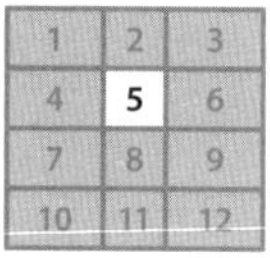

5ゾーン

たまご

入れておくもの

たまご

◎たまごは冷蔵室の「ど真ん中」に置く

たまごは、ほとんどの人が扉ポケットにあるたまごケースに置いていると思います。

でも、「やせる冷蔵庫」では、冷蔵室のど真ん中、目立つスペースに置くようにしましょう。

「えっ、こんなところにたまごを置くの？」と思われる方もいるかもしれませんが、もちろんそれには理由があります。

なぜかというと、**たまごは完全栄養食品。ほとんどの栄養素がここからとれるのにもかかわらず、カロリーは低いので、ぜひひんぱんに食べてほしい**からです。以前はたまごは食べすぎてはいけないといわれていましたが、近年では、食事由来のコレステロールがすべて血中コレステロールに反映するわけではないとわかってきていますので、安心してください。

たまごには、**調理しなくてもすぐ食べられる**というメリットがあります。おかずが何もないときでも、たまごかけごはんに、隣の④「太らない食材」ゾーンから冷や奴を、⑥「朝食セット」ゾーンからたらこをもってくれば、立派な食事になります。

バランスがとれた食事は、栄養素同士が互いに助け合って体に必要なものに変わり、代謝がよくなるため太りにくくなります。そのために、栄養優等生のたまごをもっとも目立つＶＩＰ席に置いて、バランスがとれた食事が簡単にできるようにするのです。

　このゾーンは冷蔵室の中心です。ここにたまごだけしか置かないことで、スペースに余裕が出て、**冷蔵室全体がスッキリして、中に何があるのかが見えやすくなります。**

また隣の④「太らない食材」ゾーンの大豆製品や海藻など「使いたい食材」がぱんぱんになっても、たまごゾーンのあきスペースが利用できるので便利です。

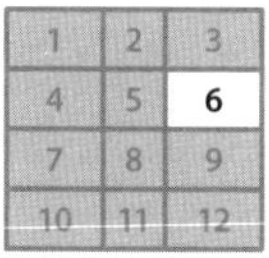

6ゾーン

朝食セット

入れておくもの

貝類の佃煮、梅干し、キムチ、らっきょう、つけもの、塩昆布など。ミックスビーンズ、野菜スープ

◎朝ごはんの準備が3分でできる「朝食ゾーン」

「やせる冷蔵庫」では、ここに「朝食セット」を用意します。

なぜなら、朝食をきちんととることは、健康でやせた体をつくるためにとても大切だからです。

朝食セットゾーンには、さっと簡単に出せるもので、太らないものを置きます。貝類の佃煮《つくだに》や梅干し、キムチ、らっきょう、つけものなどを置いておきます。たらこ、のりの佃煮、塩昆布をここに置いてもいいのですが、人によって、ごはんがどんどん進んでしまうようならば置かないようにしましょう。

らっきょうや梅干しは、調味料としても使えるので、ぜひ入れておきましょう。**調理に塩やしょうゆを使うかわりに、刻んだらっきょうや梅干しを使えば、少量でも味のアクセントになるので減塩につながり、らっきょうや梅そのものの栄養素もとれて、一石二鳥**です。

この朝食セットが冷蔵室にあるだけで「安心する」という声を何人もの人から聞きました。朝にバタバタしていると、つい朝食をとりそこねてしまいがちです。でもここにつねに何か用意されていると、朝食セットから1、2品セレクトして、あとはごはんを出すだけで大丈夫。つまり、忙しい朝は、冷蔵庫の中でこのゾーンだけ見ればいいのです。

冷凍ごはんを温めて、「朝食セット」を冷蔵室から出すだけ。朝食の準備が3分ほどで終わるようになります。

◎毎日バランスがとれた朝食を食べるには？

また、さらに朝食をしっかりとるためには、5ゾーンのたまごを足したり、さらに4ゾーンからしらすやじゃこをもってくるのもオススメです。また、野菜室のプチトマトや葉もの野菜をそえれば、すぐにバランスがとれた朝食が完成するというわけです。

朝食が洋食の人は、ここにミックスビーンズや野菜スープなど、パンに合うもので「太らない」食材を置きましょう。

この「朝食セット」は、ぜひぱんぱんにしておきましょう。忙しくて買い物をする暇がないときでも、冷蔵庫の中の「朝食セット」ゾーンがぱんぱんなだけで、「明日の朝ごはんは大丈夫」「1食くらいは、ここから出せばいい」と安心できます。

1	2	3
4	5	6
7	8	9
10	11	12

7ゾーン

すぐ食べられて太らないもの

入れておくもの

ゆでたまご、納豆、湯葉、魚肉ソーセージ、かまぼこ、焼きいも、おでんなど

◎冷蔵室の「やせる救世主」

おなかがすくと、私たちは冷蔵庫を開けて「何かないかなあ」と探し、帰宅後すぐによけいなものをつまんでしまったりします。そんなときは、ついカロリーが高いものに手が伸びてしまうもの。

でも、じつは簡単に「太る間食」を避けられるコツがあるのです！　それは、**冷蔵室を開けたらすぐ目に飛びこんでくるエリアに「すぐ食べられて太らないもの」を常備しておくこと**。そうすれば、いますぐ食べたいという欲求は満たせて、しかも太りません。

たとえば私にとって、納豆と湯葉は、すぐ何かを食べたいときの〝救世主〟です。

納豆や湯葉は、「すぐ食べられて太らない」上に、腹持ちがして満足感があるので、

④太らない食材ゾーンではなく、ここに置くようにします。

さらに、**納豆に含まれる亜鉛は、味覚障害を防ぐ**といわれています。味覚が鈍感になると、味が濃いものを好むようになり、たくさん食べてしまうようになります。塩分も多くなって健康にもよくありません。**納豆は冷蔵室のＶＩＰ中のＶＩＰと考え、必ず常備して、できるだけ毎日食べるようにしましょう。**

納豆は完全栄養食品でもあり、パックを開けてそのまま食べられるのでとても手軽です。私は食事と間食で１日２パック食べてしまうこともあります。

湯葉も栄養豊富な上、少量のわさびじょうゆをたらすと、おいしくてとても満足感があります。

◎冷蔵庫の外の誘惑を断ち切る法

ほかにも、そのまま食べられるものとして、しっかり味がついていて食べごたえがある**魚肉ソーセージやかまぼこ**を置いておいてもいいでしょう。加工食品ではありますが、魚がなかなか食べられない人でも、おやつ感覚で魚介の栄養素を補うことができます。

腹持ちがいいものが食べたいなら、**焼きいもやおでん**もオススメです。焼きいもは太るイメージがありますが、食物繊維が豊富ですから、お通じを促し、体にたまったものを外に出してくれます。

甘いケーキやお菓子を食べるくらいなら、食物繊維がたっぷりの焼きいもを食べたほうが太りません。おでんもいろいろな具材が入っていて栄養たっぷり。練り物には注意ですが、具材に糖質が少ないので、太る心配は少ないでしょう。

どうしても甘いものが食べたい！　という人は**ゼリー**を入れておきましょう。脂肪がないぶん、乳製品より太りません。寒天でつくったゼリーなら、食物繊維も豊富で、お通じがよくなるのでオススメです。ゼリーのかわりにカットフルーツを入れておくのもいいと思います。

冷蔵庫の中に「すぐ食べられるもの」を入れておくと、「冷蔵庫の外」の太るものに手を出しにくくなります。

冷蔵庫の外には、スナック菓子など、太るお菓子がたくさんあります。でも、冷蔵庫に入っていないものの多くは、添加物で長持ちさせるように加工されたもの。**添加**

物は体の代謝を落とす働きがありますので、たくさんカロリーをとってしまう上に、太りやすい体になってしまうという、二重のダメージを受けてしまいます。

やせる食べ物は、冷蔵庫の中に入っている。そう考えて間食をしましょう。

◎冷蔵室にはゆでたまごを入れておく

このゾーンに何もないときはピンチです。そんなときは、**ゆでたまごを1〜2個、必ず置いておく**ようにしましょう。ゆでたまごをおなかに入れると、「何か食べたい」欲求をひとまず抑えることができるからです。たまごはローカロリーで栄養価も高い、ダイエットの強い味方です。

よけいなものを食べてしまわないためにも、このゾーンにはいつも食べ物を入れ、ぱんぱんにしておくことをオススメします。

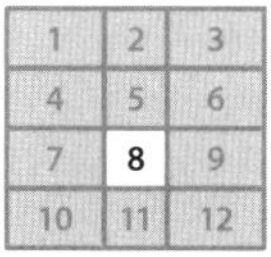

8ゾーン

残り物（小）

入れておくもの

お皿やタッパーの残り物

◎もう「食べるのを忘れてた！」と言わない

8ゾーンは、冷蔵庫の中でももっとも出し入れがしやすい場所です。ここにはちょっと残ったおかずの余りや残り物を、お皿やタッパーに入れて並べておきます。日によってはスペースが余ってしまいますが、そこが重要です。

冷蔵室をすべてぱんぱんにしてしまうと、奥のほうが見づらくなって、食べ物がとどこおりがちになります。いつも新鮮なものを食べて、きれいな体をつくるためには、ある程度の余白が必要です。

真上の「たまごゾーン」と並んで、このゾーンにも余裕をもたせることで、冷蔵室の中央部分が見やすくなって、スッキリします。買ってきたものを一時的にちょっと置きたいときにもこの余白スペースを使いましょう。

冷蔵室を開けると、すぐ目につく場所ですから、買ってきたまま忘れてしまうことが防げます。

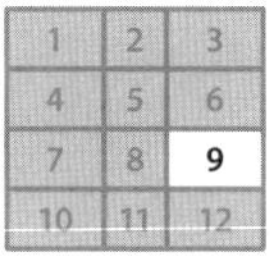

9ゾーン

消費期限の近いもの

入れておくもの

消費期限がせまったもの

◎食品をムダにしなくなる、簡単な献立の考え方

ここには「すぐ使わなければいけないもの」「消費期限がせまったもの」を集めておき、古くならないうちに食べるようにします。**食材が古くなると、味つけを濃くしてしまったり、油を使った調理法が増えたりと、太りやすくなる上、体に有害なものに変わるおそれもあります。**

ですから、消費期限の近いものはこのゾーンにまとめて、できるだけ早く食べるようにします。

私は、ここに**残ったものを軸にして食事のメニューを考える**ようにしています。

たとえば明日までに食べなければいけない豚肉と賞味期限がせまっためんつゆ、少ししなびてきた葉もの野菜があったとすると、豚肉と葉もの野菜のめんつゆ煮といったメニューをすぐ考えます。

そうやって、早く使わなければいけないものは、どんどんここに移して消費していくことで、腐らせたり、賞味期限を切らせてしまって捨てることがなくなり、いつも新鮮なものが置いてある、ものがとどこおらない冷蔵庫になるでしょう。

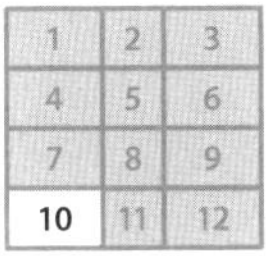

⑩ゾーン

肉・魚類

入れておくもの

牛・豚・鶏肉（ベーコン、ウインナー、ハム）から1～2種類。魚、貝、イカ、たこ（さつま揚げ、かまぼこ、ちくわ）から1～2種類

◎水分の次に、体に必要なものとは？

人間にとって、水分の次に必要なものは**たんぱく質**です。というのも人間の体の約

20パーセントは、たんぱく質でできているからです。それくらい必要な栄養素なのに、私たちはたんぱく質が十分にとれていません。

たんぱく質は筋肉や血液をつくる栄養素で、おもに肉や魚、そして大豆製品に含まれています。

「太るもと」である糖質はごはんやジュース、調味料など幅広い食品に含まれているので、いやでもたくさんとってしまうのですが、たんぱく質は摂取できる量も少ない上に、体が必要とする量が多いため、いつも不足しがちです。

ですから、この**たんぱく質を置くゾーンには肉系と魚系の食材を必ず置き、料理をするときは、この中から必ずひとつ使ってほしい**と思います。

肉系の食材としては、牛・豚・鶏肉以外に、ベーコン、ウインナー、ハムがあり、魚系の食材には魚や貝やイカ、たこのほかに、さつま揚げ、かまぼこ、ちくわがあります。

これらは加工品で、脂肪分や塩分などが多くなるので注意が必要ですが、忙しい朝食時などにとても便利なので、たんぱく質源として1か所にまとめて置いておきましょう。

魚は調理が面倒くさいイメージがあるのですが、じつは買ったものをそのまま焼けばいいものが多いので、手間がかからなくてすみます。**鮭の切り身や鯖《さば》の切り身、さんまなどは「焼くだけ」でいいので、肉よりも簡単に1品ができあがります。**そう覚えておくだけで、魚が食卓にのぼる回数がいっきに増えます。

◎「お父さんスペース」「子どもスペース」をつくると冷蔵庫は片づく

なお、冷蔵室の中に別にチルド室がある場合は、肉や魚はチルド室に移行させ、あいたこのゾーンはそっくり「お父さんスペース」「子どもスペース」にしてもいいでしょう。

お父さんや子どもが自分で買ってきたものを置いたり、子どものおやつセットをここに置いたりするための場所です。

もちろん各家庭の状況に応じて、このスペースがあいた場合は自由に工夫して使ってください。

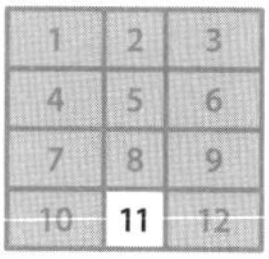

11ゾーン

残り物（大）

入れておくもの

鍋に残った残り物

◎あきスペースがあると回転は速くなる

残り物で量の多いものや、鍋に残ったものは、鍋ごとここに入れます。つまり残り物のうち、少量のものは8の残り物（小）ゾーンへ、量が多いものは、この残り物（大）ゾーンに置きましょう。

8と11は**残り物がなければ、あきスペース**になります。冷蔵室の中央にあきスペースをつくることで、全体が見やすくなり、食材をどんどん使っていく回転が速い冷蔵室になります。

残り物を上の段に置いておく人も多いのですが、見えづらくていつの間にか忘れてしまい、古くなってしまうので、必ず見えやすいところに置きましょう。

1	2	3
4	5	6
7	8	9
10	11	12

⑫ゾーン

乳製品

入れておくもの

チーズ、バター、ヨーグルト、乳酸菌飲料

◎「乳製品をまとめる」だけでダイエットになる

乳製品は栄養価の高い大事な食材ですが、脂肪分も多く入っています。じつは私は、**「やせる」大きなポイントは**、この「乳製品」にあると思っています。なぜなら、**乳製品は脂肪分も多くカロリーも高いのに、「気づかずに」たくさんとっている食べ物**だからです。

乳製品は、「脂肪分が多い」という認識をしておかないと、気づかないうちにたくさんとってしまっているものです。

何を隠そう、私自身も以前は、ヨーグルトはダイエット食品だと思いこみ、1日に大きな1箱を丸ごと食べていました。たしかにたんぱく質とカルシウムはとれましたが、同時にたくさんの脂肪もとってしまっていたのです。

ヤクルトなどの乳酸菌飲料も、乳製品としてここにまとめます。乳酸菌飲料は健康にいいイメージがありますが、これには糖分がたくさん含まれていますので、飲みすぎには注意です。

乳製品のエリアには、バターも一緒に入れておきます。バターは、量を気にせず使っている人が多いのですが、大さじ1杯で100キロカロリー近くもあります。

きちんとわかった上で使うならいいのですが、何も知らずにパンにたっぷり塗ったり、炒《いた》めものや洋食の隠し味に制限なく使ったりしていることが、やせない原因になってしまっています。

「やせる冷蔵庫」を直接指導させていただいていたある方は、**毎日バターをたっぷり塗ったトーストを朝食に食べていたのをやめたことで、はけなかったスカートがはけるようになった**とよろこんでくださいました。

「べつに、絶対に食べたいものではなかったのに、なんとなく食べてしまっていました。乳製品をまとめて置いて、『カロリーの高いもの』と思って見ただけで、ガマンするほどでもなく、すんなりやめられました。なんだか得した気分です」とおっしゃっていました。

◎乳製品は「1日2個」まで

では、乳製品はどのくらい食べていいのでしょうか？　厚生労働省・農林水産省が出している「食事バランスガイド」によると、乳製品はおよそ1日2つを推奨しています。ということは**このゾーンから食べていいのは、1日2個まで。それ以上は脂肪のとりすぎ**だと考えるだけでいいのです。

たとえば朝ごはんにヨーグルトを食べ、間食に小分けのチーズを1個食べて、グラタンに牛乳を使い、さらに粉チーズをかけて、コーヒーに牛乳を入れて飲む……よくあることだと思いますが、これでは食べすぎです。

小腹がすくと小分けのチーズやスライスチーズをつまみ食いする人も多いのですが、これも大きな「太る原因」です。小分けのチーズはひとかけら80キロカロリー近いものもあります。重要なカルシウム源ではありますが、脂肪が多い食品なので、たくさん食べる必要はありません。1日に牛乳1／2杯と小分けのチーズ1個とか、ヨーグルトの小カップ1個＋スライスチーズ1枚ほどでいいと思います。

また、**多くの冷蔵庫を見せてもらった上でわかったのは、乳製品は、ダブって買ってしまう人が多いということ**です。たとえばチーズにしても、スライスチーズととろけるチーズとモッツァレラと粉チーズと塊のチーズがあり、さらに、同じものを何個も買っていたりします。

これらを**「乳製品」としてひとつのエリアにまとめておくことで、食べすぎを防ぐ。たったこれだけで、見違えるようにやせていく人が多い**のです。

乳製品はこのゾーンにひとまとめにして、「ここから使うのは1日2個まで」と考えて、使いすぎをセーブするようにしましょう。

すかすか・ぱんぱんのメリハリを大切に

これで、12のゾーンが決まりました。

12ゾーンの仕分けや分類は各家庭の事情に応じて、場所や分類を工夫していただいてかまいません。ただ、大切なのは、**ぱんぱんにすべきところは必ずぱんぱんにし**

て、あとはすかすかにしておくこと。

ぱんぱんにすべきは、4「太らない食材」ゾーンと、7「すぐ食べられて太らないもの」ゾーンです。

「太らないもの」「栄養がたくさんあるもの」はぱんぱんにして、それ以外は少なくしておく。そう決めて冷蔵庫を見てみると、自然と食べるものが変わり、やせやすい食事がつくれるようになります。

何を食べるべきか、何をあまり食べないほうがいいのかが明確になるだけでも、「やせる」スイッチが入るものなのです。

そして、もうひとつお伝えしたい大事なこと。それは、**冷蔵室をいつもいっぱいにしておく必要はない**ということです。

食材をたくさん入れてしまうと、「もったいないから食べよう」という無意識のプレッシャーが働いて、太る要因になります。

冷蔵庫の中にものがつまっていないと心配になるという人もいるかもしれません。

でも、どんどん便利になっていく世の中で、まったく買い物に行けなくて、冷蔵庫が本当に空っぽになってしまうことは減ってきています。

ですから、自分が買い物に行く頻度や、買いやすいものをしっかり把握しておき、**いつでも買えるものはできるだけ買いだめしないでおく**ようにしましょう。

食材は、時間がたてばたつほど、鮮度や味も落ちます。

私が調べた範囲では、買い物に行く頻度が少ない人でも週2回は行ける環境でした。ということは、3日暮らせればいいと考えて、冷蔵室の中に3日分以上は入れなくてもいいのではないでしょうか。

それでも心配な人は、あとから話す野菜室をいっぱいにして、冷凍室には下処理ずみのものを入れておくことで、対応できます。

少しずつでもかまいません。冷蔵庫の中からものを減らし、できるだけ新鮮なうちに使いきるようにしましょう。

そうして、冷蔵庫の中身をいつも回転させるようにしていくことで、ダイエットにも健康にもいい「やせる冷蔵庫」ができてくるのです。

やせる冷蔵室 ❸つのポイント

❶ 冷蔵室を12のゾーンに分ける

❷ 「朝食セット」をつくり、朝食抜きを防ぐ

❸ 間食対策に「すぐ食べられて太らないもの」ゾーンを活用する

第3章

扉の「区切り」でカロリーは減らせる

冷蔵庫の中でも、扉部分がいちばんのブラックゾーン。
ここをうまく整理できれば、太る原因を一気に減らせます。

扉に入っているものを全部言えますか？

「やせる冷蔵庫」では、じつは、「扉」が大事なカギを握っています。

というのも、扉には糖分や油分が多い調味料や甘いジュース、炭酸飲料が入っていることが多く、太る原因が集中しているからです。

また賞味期限切れで捨ててしまう「もったいない」ランキングも、扉にある調味料がトップです。カロリーとお金のムダが多いのが、「扉」というわけです。

そして、扉にはもうひとつ特徴があります。

それは、**何が入っているか完璧に言える人がほぼいない**ことです。

あなたは、家の冷蔵室の扉のポケットに、何が入っているか、すべて思い出せますか？　きっと98パーセント以上の人が、思い出せないはずです。

扉は、正面から見る冷蔵室と違って見えづらい上に、細かな区切りがあって、区切りの奥のほうや上の段のものが見えづらいもの。

そのためここには、お弁当についてきてとっておいたわさびやしょうゆの小袋や、中身のわからない小さな食品や、果ては古い目薬や化粧品などまで入っていて、不用品の温床となり、ブラックボックスのようになっている人が少なくありません。

私がこれまでにうかがったお宅で圧倒的に多かったのは、**開封した調味料を扉に入れっぱなしにして、賞味期限切れになっているケース**でした。

いらないものをたくさん冷蔵庫に入れておくと、冷蔵庫の中が見えづらくなってしまう上に、古いものを食べてしまうのは健康にもよくありません。

そんなブラックボックスを「やせる扉」にしたければ、扉に入れるものはみな見えるように置き、「いる」「いらない」や賞味期限の管理をきちんとすることが大切です。

とくに気をつけてほしいのが「調味料」です。

たとえ賞味期限が切れていなかったとしても、一度開封したものはどんどん酸化し、悪くなってしまいます。賞味期限とは基本的に、開封前のものに対して定められている期限です。ですから、**開封した調味料はだいたい1か月を目安に使いきる**ようにしましょう。1か月で使いきれなかったら、それは量が多すぎるということ。次に買うときは、小さなサイズに変えていきましょう。

そして、バターや小麦粉もそうでしたが、**「調味料」も、知らずに使っている「太る食べ物」です。大さじ1ほどで80キロカロリー以上もあるものも多く、どぼどぼとかけて使ってしまうと、知らない間に太ってしまう**のです。

とにかく、いちばんムダが多いのがこの扉部分。ここを変えることで、お金の面でも、体の面でもダイエットができるはずです。

左右で6ゾーンに分ける

扉は、だいたい3段に分かれています。この区切りをタテ半分に切って、利用して、6ゾーンに分けます。

扉が観音開きの冷蔵庫の場合は、だいたい6のゾーンに分かれているので、そのまま使ってください。

右利きの人は、扉の右のほうが見やすいので、そちらはおもに「太らないもの」を入れます。見にくい左には「太るもの」を入れます。

左利きの方や、利き目なども考慮し、自分が見にくいほうに「太るもの」、見やすいほうに「太らないもの」を入れるようにしてください。

そしてもうひとつ、「やせる冷蔵庫」は、「ごほうび」に扉部分を有効活用するのがポイントです。扉部分はせまくて、ものをたくさん入れることができません。ですから、**扉に「ごほうび」を入れておくことで、一定数以上増えないようにする歯止めの役割をさせていきます。**

6ゾーンの仕分けはこうです。

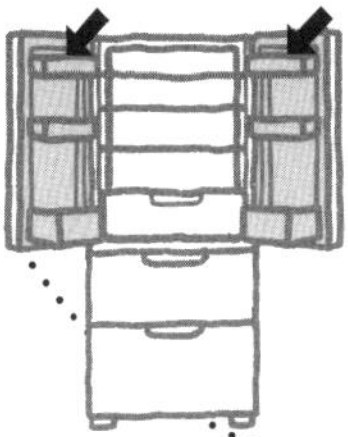

やせる扉セッティング

＊カラーはp218にあります。

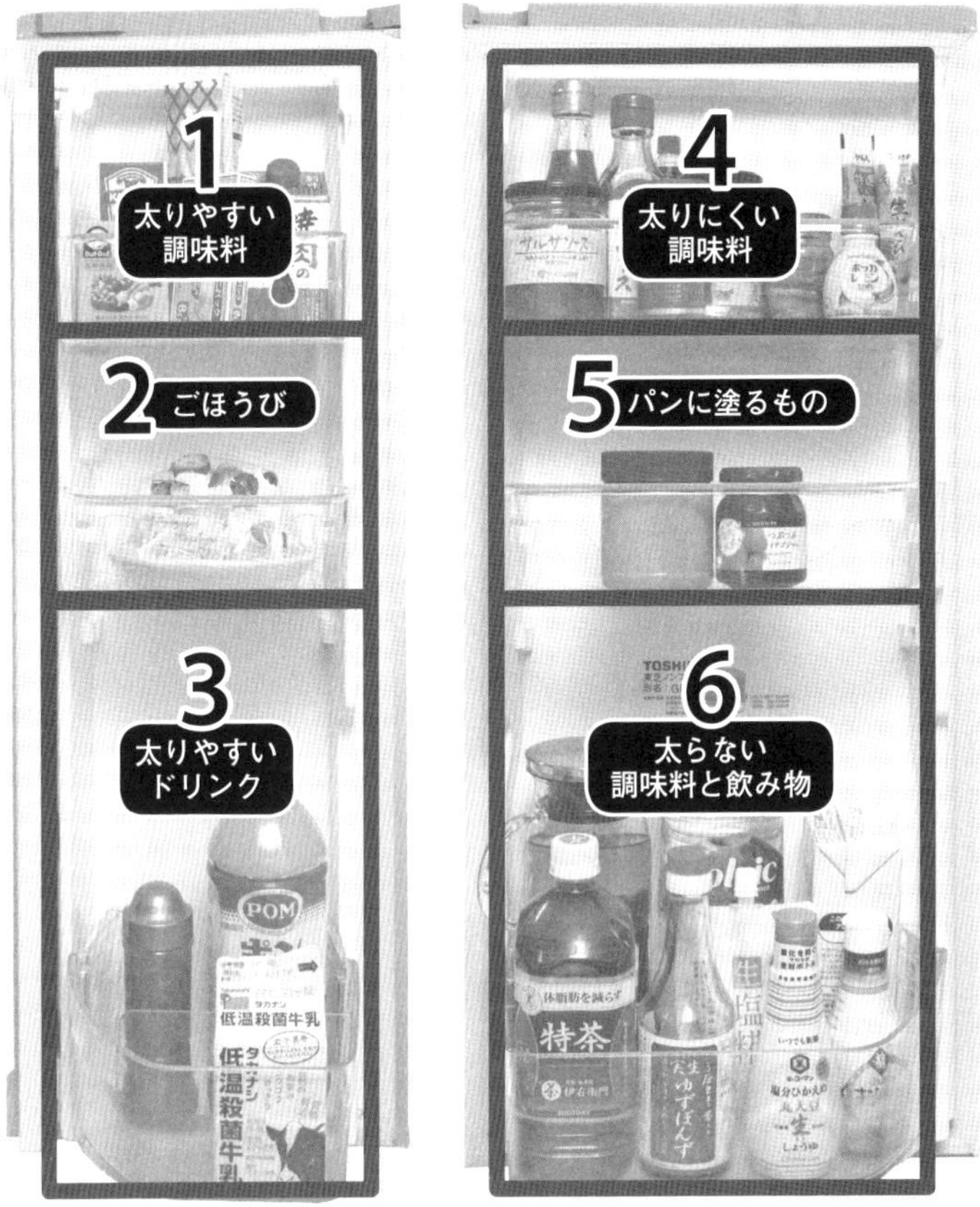

1 太りやすい調味料
2 ごほうび
3 太りやすいドリンク
4 太りにくい調味料
5 パンに塗るもの
6 太らない調味料と飲み物

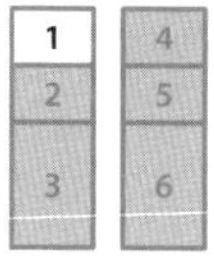

1ゾーン

太りやすい調味料

入れておくもの

マヨネーズ、ケチャップ、ソース、焼肉のタレ、ドレッシング、カレールウ

◎「太る×太る」の組み合わせに注意！

左部分のいちばん上の段は、扉の中でもっとも見えづらい場所です。「見えづらい」ことを利用して、ここにはいちばん使いたくないもの、「太る調味料」を入れます。

「太る調味料」がやっかいなのは、調味料自身が糖分や油分が多く太りやすい上に、その調味料をかける食材も、糖分や脂肪分が多くなる傾向があるからです。

たとえば、ソースはコロッケやとんかつにかけますし、ケチャップはオムライスにかけるなど、カロリーの高いものを食べるために使われることが多いのです。

調味料のカロリーも高い上に、かける食材もカロリーが高い。つまり「太る×太る」の組み合わせになってしまうので注意です。

見た目がドロッとしていて、色が濃い調味料はたいてい糖分や油分が多く、太りやすいと見ていいでしょう。

「太る調味料」はここにおさまるぶんだけ。それ以上増えないようにしましょう。

◎マヨネーズ、ケチャップ、ソースは、「太る調味料」

太る調味料の代表は、マヨネーズ、ケチャップ、ソース、カレールウ、そして焼肉のタレなどの「専用調味料」です。

マヨネーズはほとんどが油でできています。そのため**大さじ1杯で80キロカロリー以上**と、かなり高カロリーですが、チューブ状になっているため量が計りづらく、ついたくさん使ってしまう傾向があります。

マヨネーズも、「太る×太る」の組み合わせになりやすいものです。たとえば、代表的な使いみちはお好み焼きです。お好み焼きは糖質が多いので「太る」もの。ほかにもから揚げなども揚げ物なので、「太る」組み合わせです。

マヨネーズのパートナーとして、サラダは「やせる」食べ物ですが、使いすぎないように注意したいもの。**スーパーには1絞り分ずつパックした小分けのマヨネーズが**

売っています。小分けパックを利用して、たくさん使わないよう注意しましょう。

ケチャップやソースも、糖分が多い要注意の調味料です。

ケチャップ、ソースも、大さじ1杯で約20キロカロリーもあります。両方とも、ついダボダボかけてしまいがちなので、知らない間に100キロカロリーくらいとってしまうことが多いのです。**ごはんを減らしたり、たまのおやつをガマンするよりも、毎日の調味料に気をつけるほうが、無理なくダイエットできます。**

そして、冷蔵庫を見せていただいたときによく指導するのは、ウスター、お好み焼き、とんかつなどソースの種類が何本もあるのを減らすことです。何種類もあっても、全部使いきれずに酸化させてしまう危険性がありますし、使いきれるほどたくさん使うと、やせるどころか太ってしまいます。**ソースは2種類までに減らしましょう。**

◎「専用調味料」はデブの元

焼き肉のタレやステーキのタレ、すき焼きのタレなどの専用調味料も糖分、油分が多い要注意の調味料です。

これらも大さじ1杯20キロカロリー前後。お肉につけて食べているぶんには、それほど高カロリーにはなりません。でも、**焼肉のタレやしょうが焼きのタレなどを使って、炒《いた》め物を作るときは要注意！！！**

なんとなく、ひとまわし、ふたまわし……と量を計らずに使っていませんか？

じつは、**焼肉のタレなどは、ひと瓶使うと500キロカロリーにもなるものが多いのですが、少量をかけただけではなかなかうまみが感じられないので、1回の炒め物で、ひと瓶の半分くらい使っていることが多い**のです。

それよりも、断然ヘルシーなのがしょうがやにんにくなどの薬味やポン酢です。少量でも十分うまみが出ますし、よけいなカロリーもとらなくてすみます。

◎カレーは〝太る三重奏〟

カレールウは、ルウ自体が高カロリーなことを知っていましたか？　カレールウの原料は小麦粉と油で、あきらかに「太る調味料」です。

さらにカレーの具になるにんじんやじゃがいも、玉ねぎも糖質が多い野菜で太りやすい上、それをごはんにかけるという「太る三重奏」の料理です。

「太る×太る×太る」の組み合わせになりますから、注意して食べないとすぐに太ってしまいます。

そうはいっても、カレーを食べたいときはありますよね。そんなときは、ルウを使わずに、ヘルシーなカレー粉を活用してください。お肉にカレー粉をまぶして焼いたり、野菜をカレー粉の味つけで炒めたりすると、それだけでかなりの満足感があります。

カレーをつくるときも、カレールウの量を減らしてトマトを増やすなど、ちょっとした工夫でさらにおいしく、ヘルシーな食事をつくることができます。

大事なのは、太る調味料を使うときは、組み合わせる料理や食材に気をつけること。

冷蔵室の4ゾーンの大豆製品やこんにゃくと組みあわせたり、野菜と合わせたりするなど、「太る調味料×太らないもの」の組み合わせを工夫するようにしてください。

マヨネーズは、から揚げでなくスティック野菜と食べる。こんにゃくなどローカロリーのものを食べるときは、焼き肉のタレを使うなどの組み合わせがオススメです。

◎ドレッシングはサラダを油料理にする

ドレッシング類も、油分が多いので、使ってほしくない食品です。野菜サラダにドレッシングをかけると、せっかくヘルシーな野菜が油まみれになって、油料理になってしまいます。

ドレッシングの種類がたくさんあったり、大瓶を買っている家もありますが、ドレッシングは「太りやすい調味料」です。また、余らせてしまうと、油が酸化してくるので、健康にもよくありません。

思い切って、ドレッシングは冷蔵庫からなくす、と思っていただいてもいいかもしれません。

ではノンオイルドレッシングならいいのかというと、そちらもあまり使ってもらいたくありません。ノンオイルドレッシングはオイルがないぶん、うまみを増すために糖分や塩分が強めになっているからです。

野菜はなるべくドレッシングなしでそのままか、レモン汁をかけるとヘルシーに食べられます。もしどうしてもドレッシングを使うなら、かけながら食べるのではなく、

野菜としっかりあえましょう。こうすれば、ドレッシングの味が全体にいきわたって、少量でも満足できます。

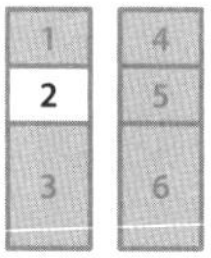

②ゾーン

ごほうび（心貯金）

入れておくもの

ケーキや
お菓子など

◎スイーツは、扉に入れると食べすぎない

ここは、「ごほうび」を入れるゾーンにしましょう。なぜなら、スペースがせまいから。**お菓子や甘いものは、ここに入るぶんだけなら入れていいことにしましょう。**

甘いものをいっさい断つダイエットだと精神的につらくなり、続けられなくなります。するとリバウンドにつながってしまうので、自分への「ごほうび」を入れておくといいと思います。

ただ、早くやせるためには、できれば食べないほうがいいこともたしかです。だからこそ、目につかず、区切りのスペースがせまいこのゾーンに置いておきましょう。

私は「**ヘルシーなごはん：ごほうび＝８：２**」と考えています。ですから、「ごほうび」を食べていいのは、３日に1回くらいと考えましょう。

◎人を太らせる「最強の組み合わせ」とは？

お菓子やケーキなど甘いものがなぜ太るのかというと、糖分が多い上に、脂肪分もたくさん含まれているからです。

糖分＋脂肪分の組み合わせは、人を太らせる最強の組み合わせです。脂肪単体ではそれほど大量に食べられないのに、糖分と脂肪分が一緒になると一気に量が食べられるようになります。その理由は、糖分によって脂肪分の存在が隠されてしまい、脳が脂肪分を認識しにくくなるからだといわれています。

そして糖分＋脂肪分の組み合わせは、脳がもっともおいしいと感じる〝至福ポイント〟です。脳がこの〝至福ポイント〟を覚えてしまうと、麻薬と同じように、常習的にこの味を求めてしまうそうです。

砂糖を大量になめることはできないけれども、ケーキならたくさん食べられてしまうのは、ケーキが糖分＋脂肪分の食べ物だからです。

こってりして甘いものの中毒にならないためにも、お菓子類やケーキはできるだけ少なくします。この区切りのゾーンに入りきらないものは買わない、と自分にルールを課しておきましょう。

私が「やせる冷蔵庫」の直接指導をさせていただいた方の中には、チーズをこのゾーンに入れている方がいました。前にもお伝えしたとおり、チーズは脂肪分が多く、食べすぎると太ります。

その方はチーズをおやつがわりにたくさん食べていたので、あえて「ごほうびゾーン」に動かすことで、自分に制限をかけたのです。

こんなふうに自分が好きな食べ物の中に、太りやすいものがあったら、このゾーンのせまい区切りを利用して、「ここに入るだけしかダメね」と物理的に制限してしまうのもいいかもしれません。

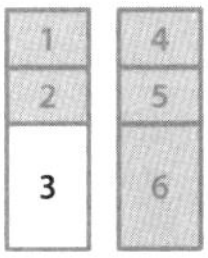

3ゾーン

太りやすいドリンク

入れておくもの

ジュース類

◎飲むと太るものは見えづらい場所に置く

冷蔵庫の扉ポケットによく入っているのが、甘い炭酸飲料やジュースです。これら**の飲み物は糖分が多い上、液体に溶けた糖分は飲みやすく、大量に糖分をとってしまい、太る原因になります。**

本当は冷蔵庫に入れてほしくないのですが、ごほうびとして入れる場合は、扉の中でも左側の3段目、見えにくいゾーンに置いてください。

果実をそのまましぼったストレートジュースは果物の栄養素が入っています。でも濃縮還元したジュースは、たとえ果汁100パーセントであっても、果物の栄養素はどれだけ残っているか……。また、香料などが添加されているものもあるので、できればストレートジュースを選びましょう。

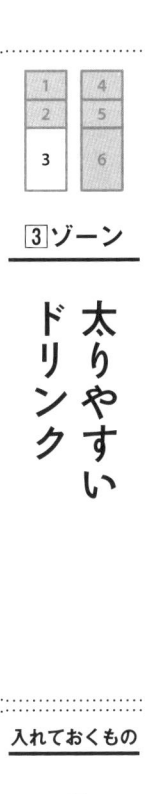

ヘルシーなイメージがある野菜ジュースも要注意です。**野菜ジュースには糖分が意外に多いので、野菜がわりにがぶがぶ飲むと、やはり太る原因になります。**

1ゾーンの中の「太りやすい調味料」のうち、容器が長くて1ゾーンにおさまらないものは、このゾーンに置きます。いずれにしても、「太るもの」であまり使いたくないものが、ここに集められているわけです。

なおこれらの飲み物、調味料は、使いかけ、飲みかけになっているものは取り出しやすいよう、扉のポケットの手前のほうに置きましょう。そして1か月に1回はチェックをして、使っていないものや古くなっているものはどんどん処分してください。

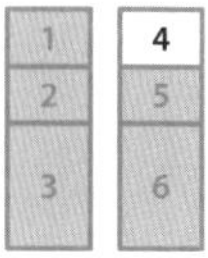

4ゾーン

太りにくい調味料

入れておくもの

わさび、からし、しょうゆ、タバスコ、ラー油、ナンプラー、レモン汁

◎調味料を寝かせて置いてはいけない理由

ここには、ふだんよく使う調味料で太りにくい、わさび、からし、ラー油、レモン汁などを置きます。タバスコやナンプラーなど、その家によってよく使うものがあれば、このゾーンに置いてください。

見えづらい場所ではありますが、よく使う調味料は、見当たらなくても探すので、古くなってしまうことはありません。ただ、**容器を寝かせてぽんと置いてしまうと、まったく見えなくなります。すると古くなったり、何本も買ってしまったりして、健康にも節約にもよくありません。必ず立てて入れる**ようにしましょう。

扉の上の段には、お刺身やお寿司などについてきたわさびやしょうゆの小袋がたまりがちです。けれども、その小袋を使う機会はほとんど訪れず、底にくっついて冷蔵庫が汚くなってしまうことが多いもの。

使うものはばらばらにならないよう透明なパックに入れてまとめておき、それ以外のものはいさぎよく捨てましょう。

オススメの調味料は、タバスコ、豆板醤《トウバンジャン》、そしてナンプラー、サルサソースなど**のアジア系調味料**です。これらは少しの量だけでも満足感が得られるので、「太る調味料」のかわりに少量使うことで、ヘルシーで満足感のある料理ができます。

そして、レモン汁は塩のかわりに使えるすぐれもの。塩味を足さなくても味を整えてくれるので健康に役立ちます。また、酸味があると食べすぎ防止になるので、ダイエットにも効果があります。ぜひ、ひんぱんに使ってほしい調味料です。

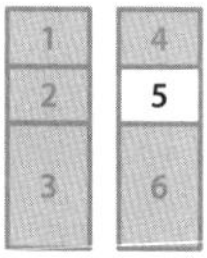

5ゾーン

パンに塗るもの

入れておくもの

ジャム、チョコクリーム、ピーナッツバター

◎ジャムは扉に入れておく

ここは冷蔵室の6「朝食セット」ゾーンと近い場所にあります。冷蔵室の朝食セットはおもに和食が中心です。やせることと健康を考えたら、朝食は断然、和食がオス

スメです。和食のごはんにのせる佃煮《つくだに》やつけもの、梅干しなどと違って、パンに塗るのは糖分や脂肪分が多くなりがちだからです。

扉のせまいスペースにこのゾーンをつくったのは、**パンに塗るバターやジャムはごほうびに近いもの**だからです。私たちはパンのカロリーばかり気にしがちですが、もっと気にしてほしいのはパンに塗るバターやジャム、はちみつです。

とはいっても、朝食にパンを食べたい人もいるでしょう。**夜に甘いものを食べてしまうよりも、朝食に少し甘いものを食べて、その日1日よく動いて消費するほうが、ダイエットには効果的**です。そのため、ここには朝ごはんのパンに塗るものを置いておきます。

◎恐怖！　知らぬ間に朝ごはんが高カロリーに!?

たとえばバターは大さじ1で約90キロカロリー、はちみつは約60キロカロリーもあります。パンにバターをたっぷり塗って、はちみつをかければ、それだけで400キロカロリーを超えてしまいます。

ちなみに、バター大さじ1とたまご1個なら、バターのほうがカロリーが高いのです。もちろんカロリーだけで体重が増えるわけではありませんが、たまごのほうが栄養価も高く、満足度もあることを知っておくといいと思います。

菓子パンのカロリーがとても高いのはご存じかもしれませんが、パンに塗るものをちゃんと意識していないと、すぐに菓子パン並みのカロリーに達してしまいます。家でわざわざ菓子パンをつくって、食べているのと同じことになってしまいますね。

ほかにも、パンに塗るものとしては、ピーナッツバターやチョコクリーム、ジャムがあります。いずれも糖分がとても多く、カロリーが高い食品です。

私が冷蔵庫の指導をしていただいた家では、冷蔵庫のあちこちからジャムが6個も出てきたところがありました。全部使いきろうとすると、かなりの糖分です。

やせるためにケーキを一生懸命ガマンしても、パンにのせるトッピングで糖分をたくさんとってしまっては、せっかくの努力が水の泡になってしまいます。ガマンするよりも大事なのが「冷蔵庫」を変えることです。冷蔵庫の中の糖分を最小限にするだけで、無理なくダイエットができます。

パンに合わせるものを、たまごやハム、レタス、トマトに替えてみましょう。**これまで甘いパンを朝食にしていた人は、まずは週に1度はサンドイッチの日にして、野菜や肉をはさんで、バランスを整えてみましょう。**

パン自体が、糖質なので太りやすい食品です。ですから、パンにのせるものはなるべく太らないものをチョイスするか、量を少なくして、「太る×太る」の組み合わせにならないようにするのがオススメです。

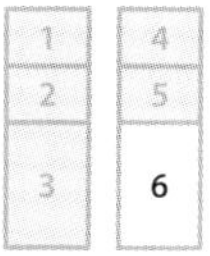

6ゾーン

太らない調味料と飲み物

入れておくもの

背の高いやせる調味料、太らない飲み物

◎目につくところにやせるものを入れておく

このスペースは背が高いものを入れます。**取り出しやすくて目につきやすい場所なので、太らない飲み物ややせる調味料を入れて、積極的に使う**ようにしてください。

「太らない飲み物」の、飲みかけの水とお茶はここに置きます。開封したらなるべく早く飲みきってほしいからです。また豆乳や１００パーセントストレートジュースなど、健康によくて、太らないものはこのゾーンに集めておきます。

「やせる調味料」とは、素材そのものがヘルシーで、組み合わせる料理も、太らなくて健康的なもののことです。

その代表が酢やポン酢です。**酢をかけたものは食べすぎ防止になるので、ダイエットになるだけでなく、酢が唾液《だえき》の分泌を促し、消化を促進します。また血糖値の上昇をおさえたり、血中コレステロール値や中性脂肪量を減少させたり、糖質の代謝を促し、疲労回復に役立つなど、健康にも役立ちます。**

塩麹《しおこうじ》も少量でうまみがアップするので、満足度が高い調味料として重宝します。塩の代替品に使いましょう。ビタミンＢ群が豊富で、便秘解消にも効果があるといわれています。ただし、使いすぎると塩分が多くなってしまうので、小さじ１杯程度を食材にもみこむか、薄くのばして使うようにしましょう。

ナンプラーなどアジア系の調味料やスパイス調味料も少量で味のメリハリがつく便利な食品です。野菜と組み合わせることが多いものは、とくに目立つように、こちらに置いてもいいでしょう。野菜がたくさん食べられれば、太るリスクが減らせます。

そして、調味料としてあまり一般的ではありませんが、ぜひ活用してほしいのがオリーブとアンチョビです。素材そのものの栄養素が高い上、カロリーが少なく、味つけにとても便利です。**太るドレッシングのかわりに、オリーブやアンチョビを使って野菜サラダを食べるのもいい**と思います。

◎「だし汁」がダイエットに最適な理由

このゾーンに必ず常備していただきたいのは、だし汁です。だし汁といっても、だしのとり方は簡単です。麦茶用ポットに水1リットルを入れ、10センチ角の昆布を浸しておくだけ。そのまま冷蔵庫に入れて放置しておけばいいのです。必要なとき、そのつど、だし汁をポットから使ってください。

なぜだし汁を常備してほしいのかというと、料理の**うまみを、塩や脂肪で出すので**

はなく、だし汁で出してほしいからです。

食べ物に満足感がほしいとき、ふつうは調味料を加えてうまみを出しますが、調味料にはソースやケチャップ、バターやチーズ、油類など太るものが多いのです。

でも、だしでうまみを出すことを習慣にしていくと、調味料を使う量や頻度も減り、味も薄味になってきます。

太る原因のひとつに、味が濃くなって、たくさん食べてしまうことがあげられますが、**だしでうまみをとれば、薄味になって、素材そのもののおいしさがわかるようになり、味わって食事ができるようになります。**

すると、**やせるのはもちろん、塩分も控えられるので健康にもいい**のです。

手づくりしただし汁は3日以内で使いきってください。余ったら、製氷器に入れて、冷凍しておきましょう。必要に応じて、冷凍だし汁のキューブを使えば、料理の時短にもなります。

やせる扉

❸つのポイント

❶ 賞味期限切れを放置しないよう可視化する

❷ スペースが限られる扉の区切りを利用して、「ごほうびゾーン」をもうける

❸ やせる調味料を見えやすい場所に置く

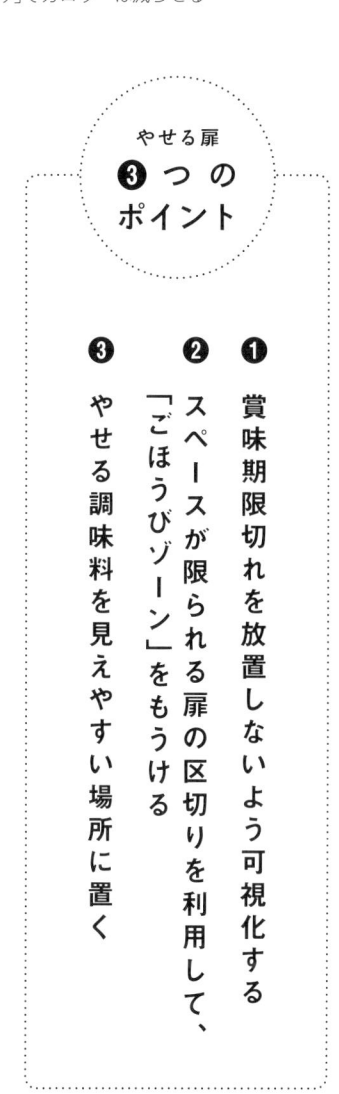

Column

冷蔵室・扉 アドバイス

Sさん

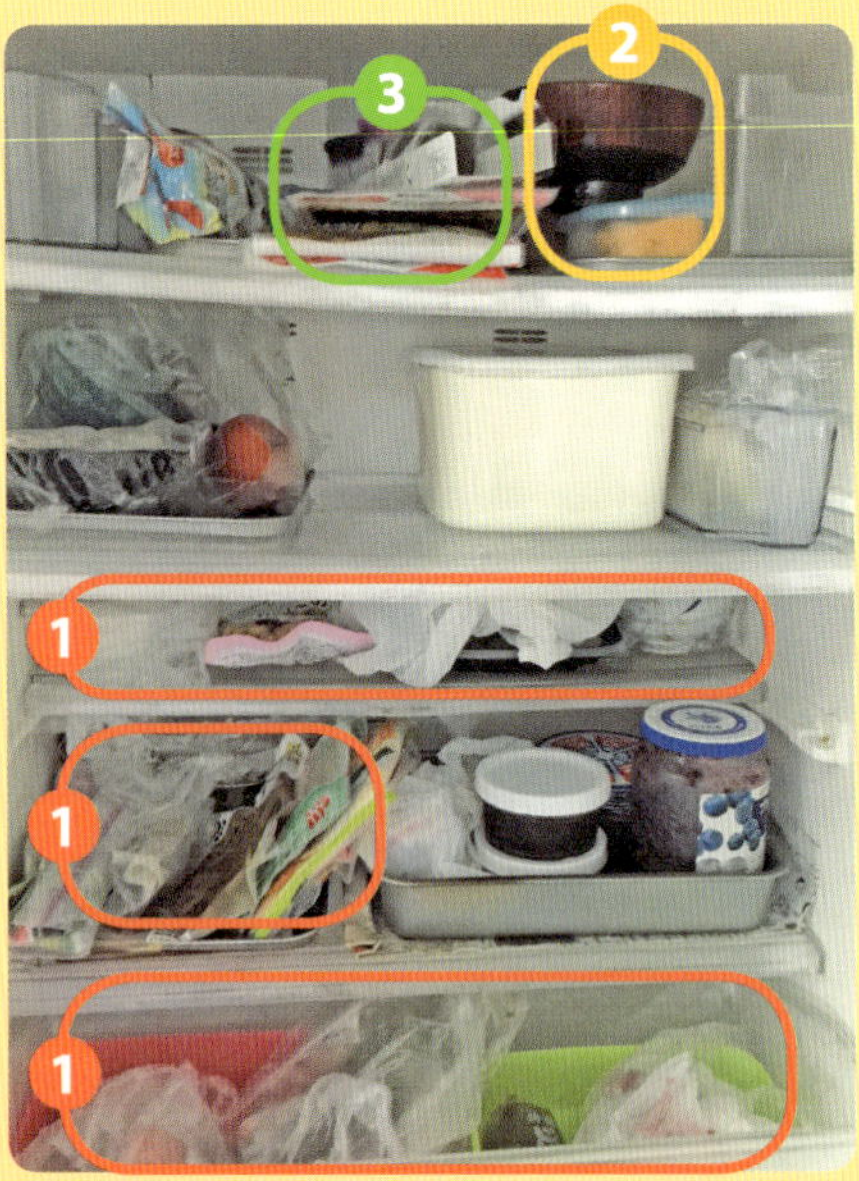

❶ ビニールに入れない!!

ビニール袋に入れたまましまうと、中身が把握しづらく、食べ忘れる原因に

❷ 残り物は見やすい位置に！

ストックおかずが1段目の「見えづらいゾーン」に置いてあるので、忘れてしまいやすい

❸ 太らない食材は目立たせて！

積極的に食べてほしいもずくがいちばん上にあるので、手に届きやすいところへ

Sさん

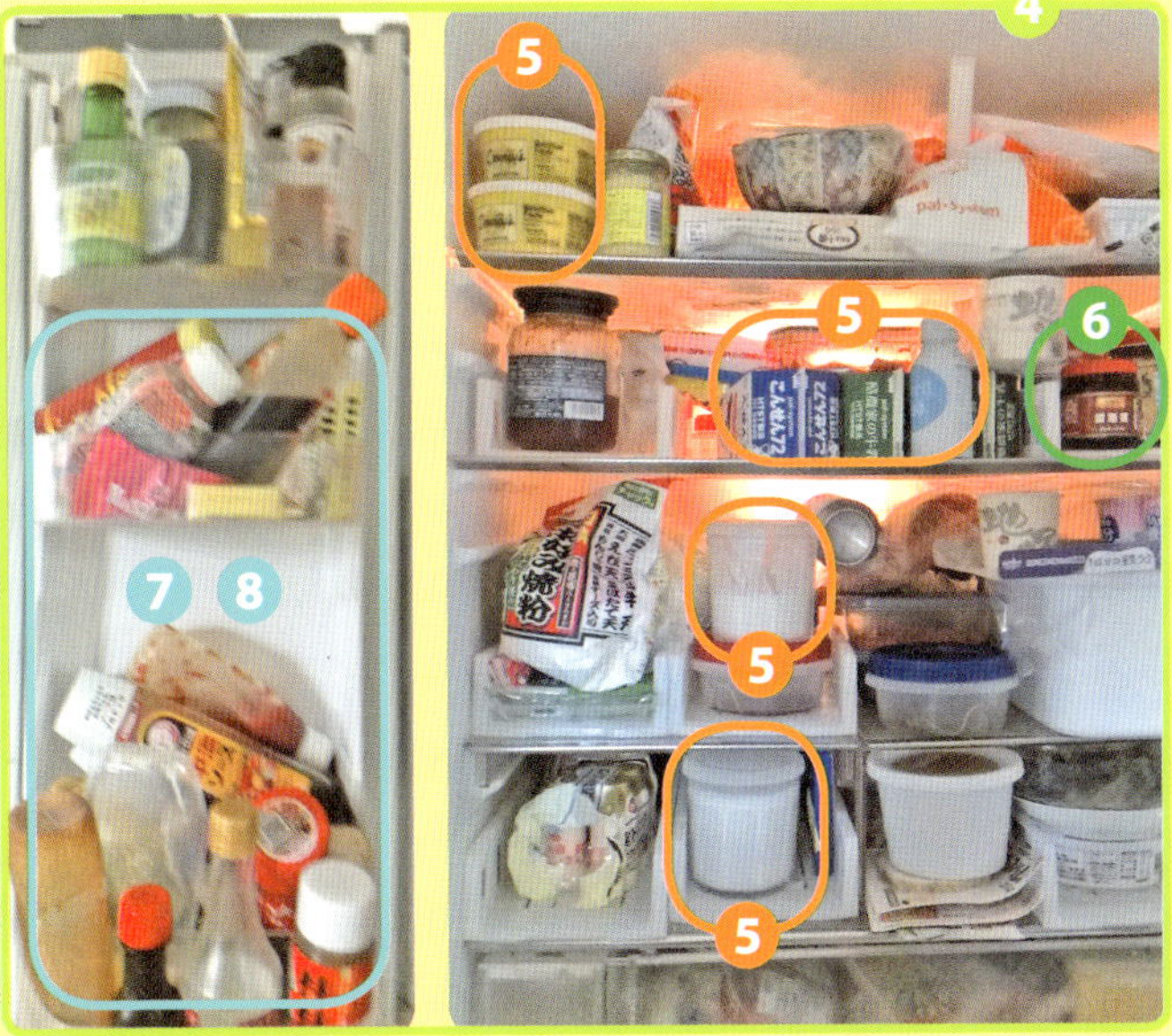

7 重ねすぎ！

積み重なっていると、把握しづらい、冷えづらいなどのデメリットが

8 高カロリー調味料に注意！

マヨネーズやケチャップ、ソースなど、カロリーが高いものが多い

4 ぱんぱんにつめすぎ！

全体的にぱんぱんにつまっていて見えづらいせいで、食材が重複してしまっています。冷えづらいので電気代も上がってしまいます

5 仲間はまとめて

粉もの、乳製品、ジャムなどは1か所にまとめて把握しましょう

6 調味料は扉へ！

賞味期限や量を把握するために、調味料は扉へ移動しましょう

Kさん

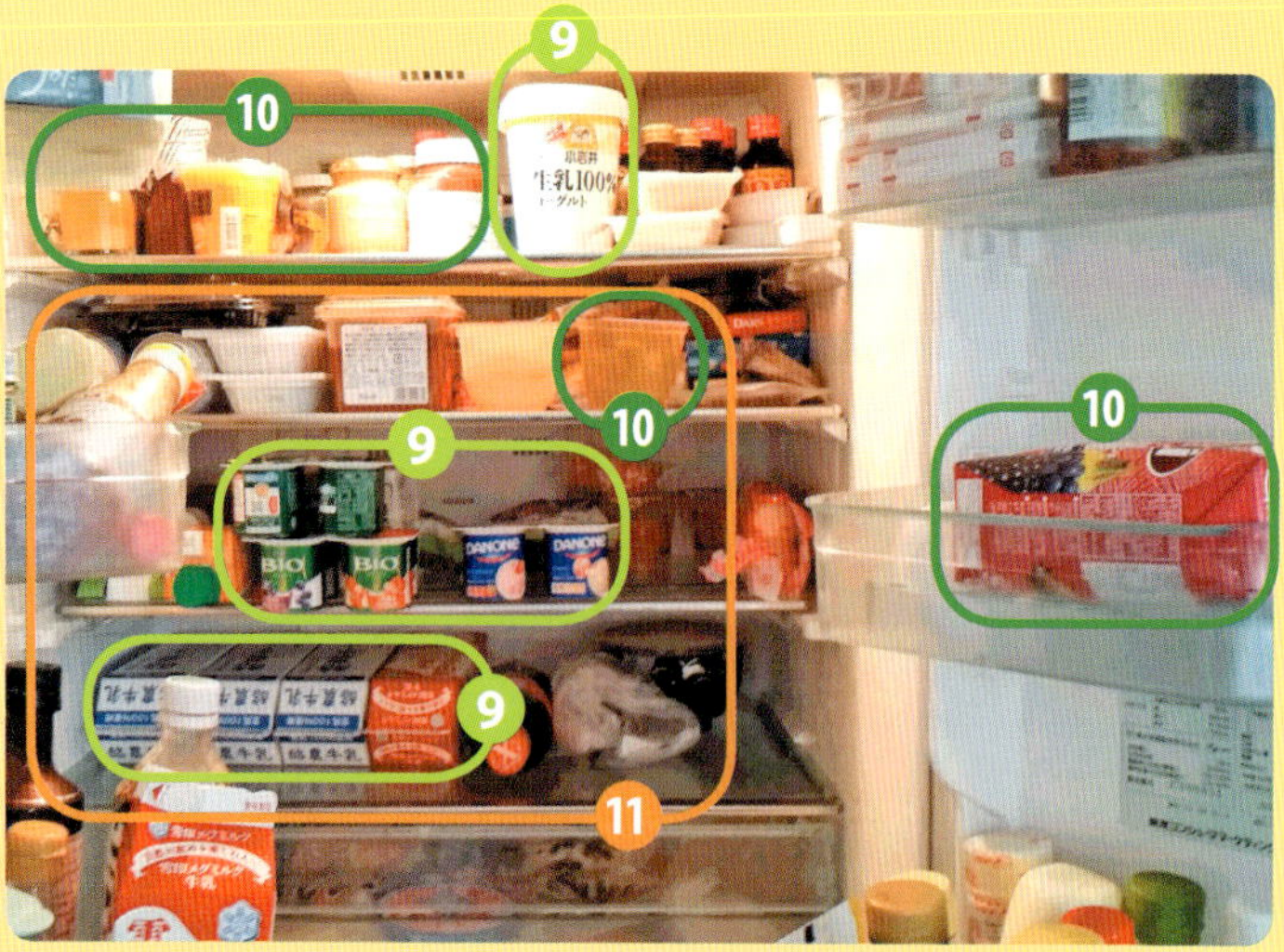

⑨太る食材のストックは減らす

牛乳やヨーグルトなどのストックが多いですね。乳製品は１か所にまとめて、食べている量を把握しましょう

⑩甘いものは減らして

ジュース・ジャムなどの甘く太りやすいものが多いので、冷蔵室が栄養室ではなくお菓子室のようになっています

⑪目につくところに「太らない食べ物」を

３～4段目の取り出しやすい場所に、ストック食材があるのはもったいない！　すぐに食べられるものと入れ替えましょう

Eさん

⑫つめすぎ！

ぱんぱんにつまっていて、冷えにくく、取り出しにくくなっています

⑬ストックしすぎ！

同じ種類の食品（チーズなど）がたくさん。栄養価が下がってしまうので、こまめに買いましょう

⑭「太らない間食」を入れて！

すぐに食べられる食材のお菓子やチーズが多く、太りやすい。低カロリーで栄養のあるものを入れましょう

⑮大瓶を買わない

ピクルスの瓶やめんつゆなど、ひとつひとつのサイズが大きめ

⑯大豆製品を増やして！

大豆製品をもっとたくさん入れるとやせやすくなります

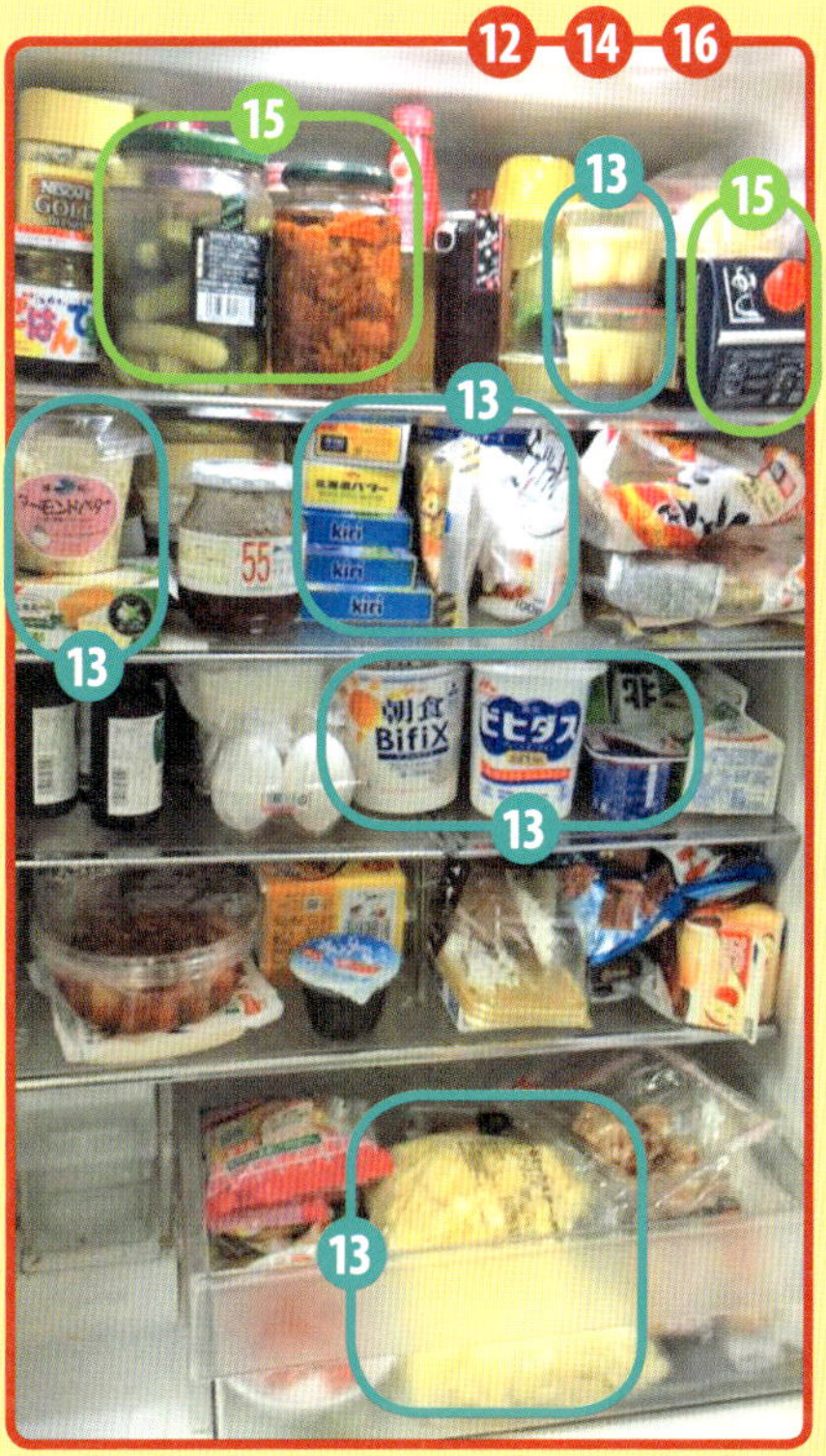

Rさん

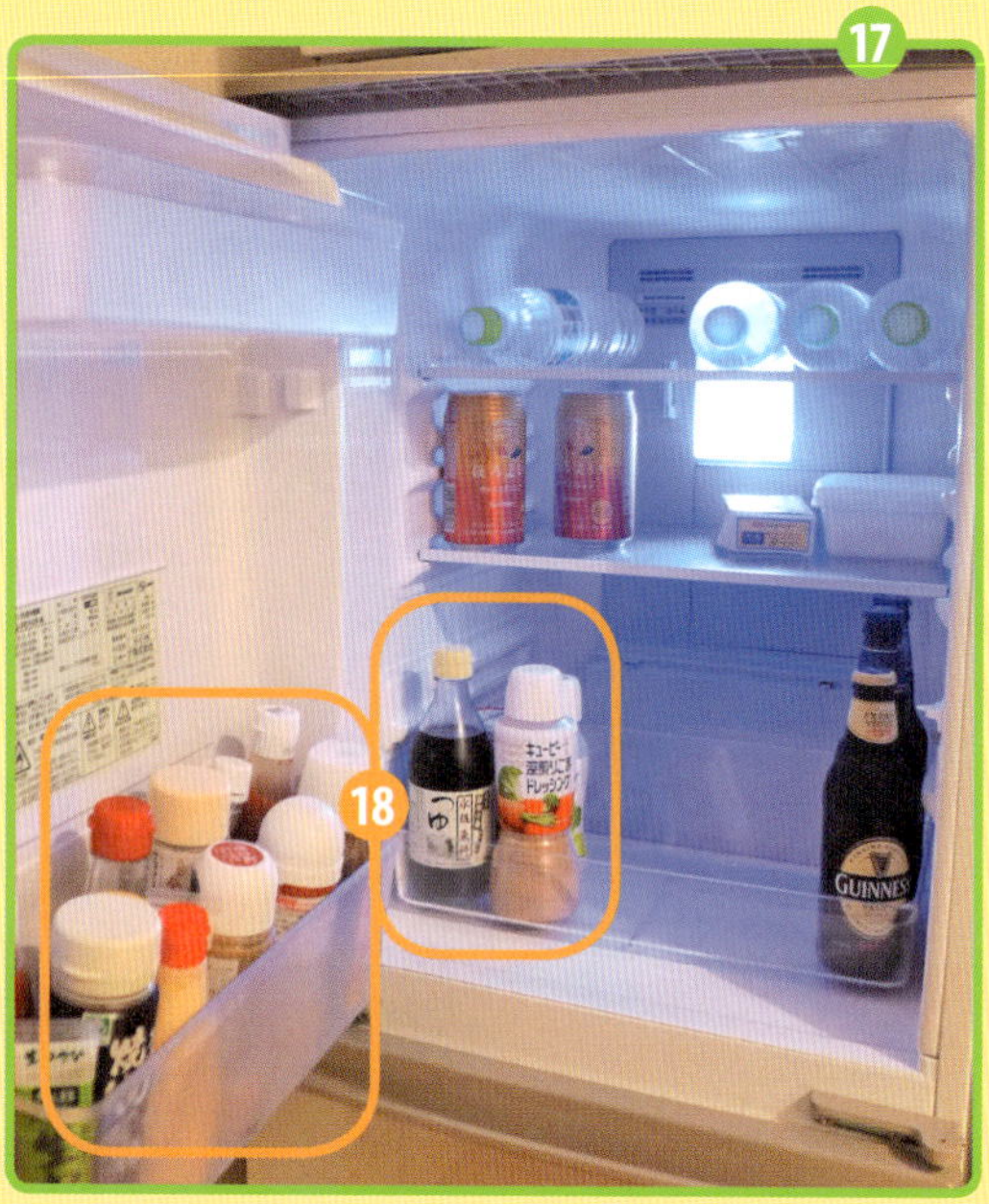

⑰ すかすかすぎ！

1人暮らしの方に多いのが、「水・ビール・調味料」しか入っていない冷蔵室。まずは、調理のいらない納豆や豆腐、もずく、トマト、ベビーリーフなどを常備して、次に、完全栄養食のたまご料理をつくってみましょう

⑱ 太りやすい調味料に注意！

太りやすいドレッシングやマヨネーズのかわりにポン酢や塩麹を使うようにしましょう

第4章

野菜室をぱんぱんにすると太らない！

じつは、野菜室は太らないための〝重要エリア〟です。
こここそ、バラエティに富んだ野菜でいつもぱんぱんにしておきましょう。

すかすか野菜室になっていませんか？

なかなかやせられない多くの方に共通していることは、「野菜室がすかすか」ということです。

ダイエットを成功させるために、野菜をたくさん食べることはとても重要です。

なぜなら、**野菜に含まれるビタミンやミネラルは、人間にとって大切な３大栄養素、糖質とたんぱく質、脂質をスムーズに代謝させる潤滑油となる**からです。

野菜に多く含まれるビタミン、ミネラルが不足すると、酵素やホルモンが十分に働かなかったり、血液や体液のバランスがくずれたり、骨や体の組織をつくるのにも影響が出たりします。すると、代謝がうまくいかず、たまった糖分や脂肪分が体脂肪に変わりやすくなってしまいます。

また、**野菜に多く含まれる食物繊維は、老廃物を体外に排出する働きがあります。**

野菜不足だと、代謝も悪くなり、さらにお通じが減ってしまいます。また、**食物繊維をとると、糖分の吸収スピードがゆるやかになり、脂肪がつきにくくなる**のです。

つまり野菜は、やせるために絶対に欠かせない食べ物といえます。ということは、**冷蔵庫の中の野菜室は「やせるための部屋」**と考えていいでしょう。ここがすかすかだと、やせる食べ物が少ないので、やせられません。

ダイエットのためには、「やせるための部屋」、すなわち野菜室はいつもぱんぱんにしておきましょう。

野菜をとる目安は、1日350グラム。350グラムというと、両手に山盛りいっぱいくらいの量です。毎日、それだけの量の野菜を食べているでしょうか？

野菜室はつねにぱんぱんにして、さまざまな種類の野菜を用意し、毎日両手いっぱいの野菜をとるように心がけてください。

野菜室を見れば、太る理由がわかる

これまで私がいろいろな方の冷蔵庫を見てとても印象的だったのは、野菜室に野菜以外のものを入れているお宅が多かったことです。

お米や2リットルのペットボトル、ワインなどを入れている家や、ドレッシングの大瓶やぬかみそを入れている方もいました。

たしかに5キロのお米を冷蔵庫に入れようと思ったら、野菜室しか場所がないかもしれません。ペットボトルもストックが多いと、冷蔵室には入りきらずに野菜室にはみだしてきてしまうでしょう。

みなさんの冷蔵庫の傾向として、上の冷蔵室から、糖分や脂肪分が多い「太るもの」がはみだして、野菜室にまで移動してきているケースが多く見られました。

けれども、野菜室とは、「やせるための部屋」。本来ならやせるための野菜が入るスペースに、やせるものを押しのけて、太るお米や飲み物、調味料が入ってしまっているのです。

太るものが、やせるための野菜室を占領している。それがなかなかやせられない原因だったのです。

７つのゾーンに分ける

野菜室は、７つのゾーンに分けています。

野菜室は上についている引き出しトレー部分と、下の本体の2層に分かれています。すぐ目につく引き出しトレー部分は３つ、その下は４つ、計７つのゾーンに分けて使いましょう。

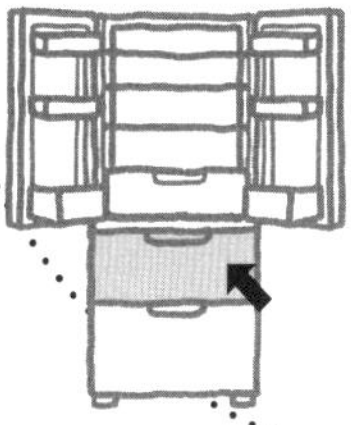

やせる野菜室セッティング

*カラーはp219にあります。

▼引き出しトレー

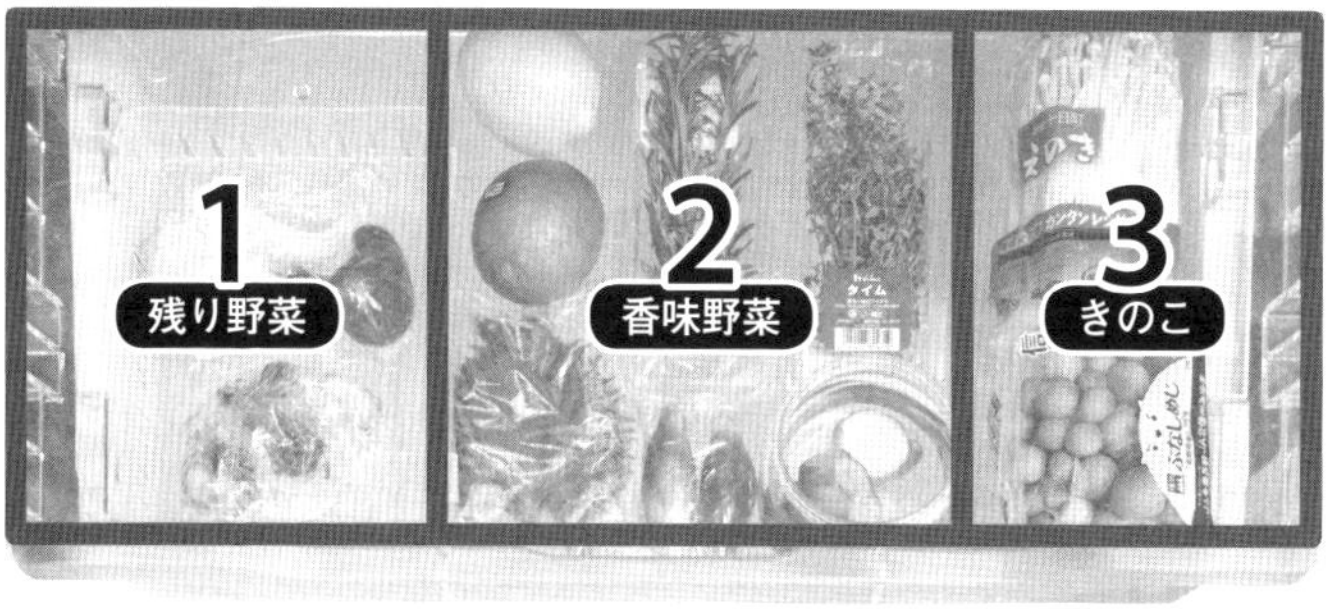
1
残り野菜
2
香味野菜
3
きのこ

▼本体

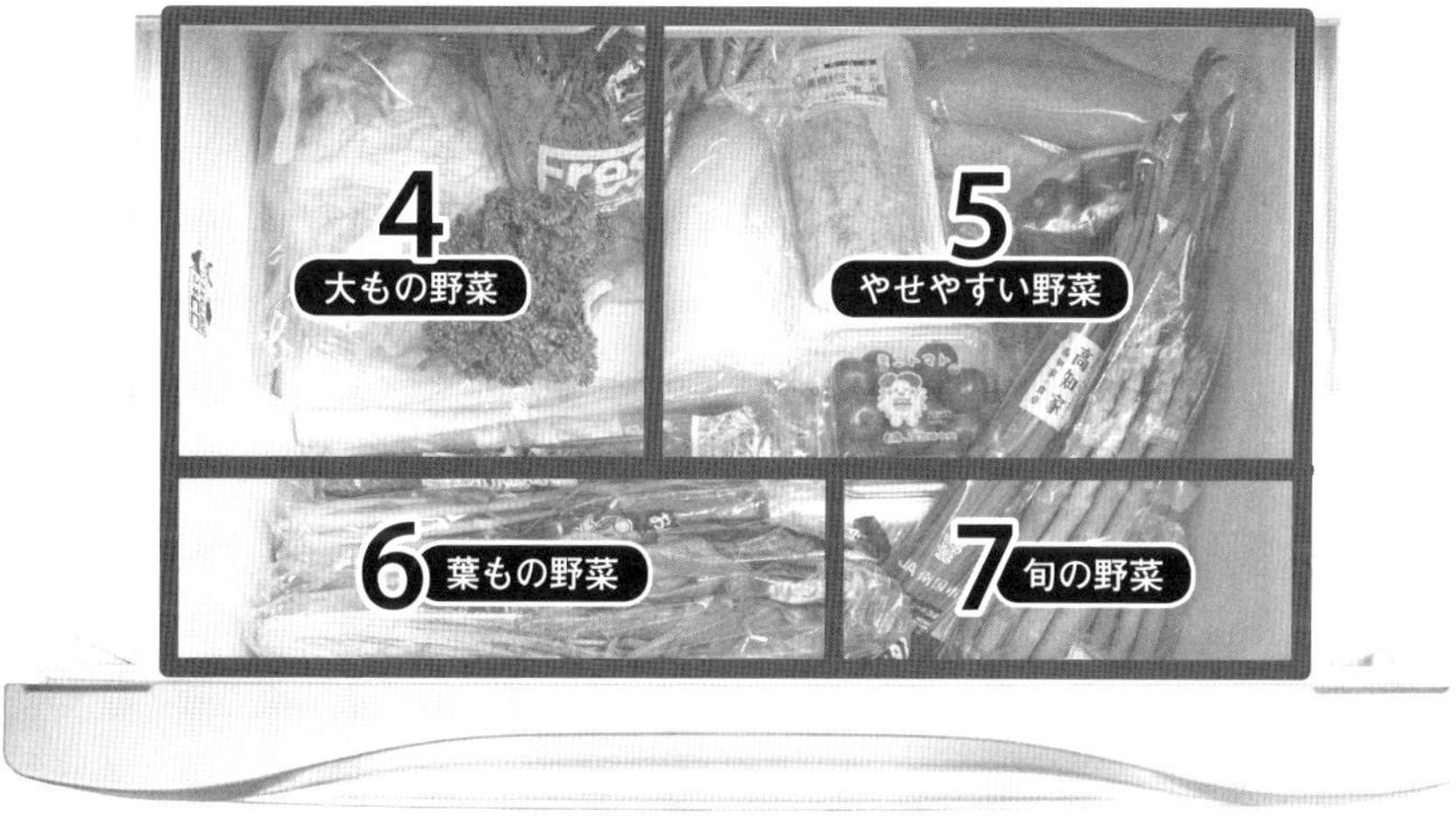
4
大もの野菜
5
やせやすい野菜
6
葉もの野菜
7
旬の野菜

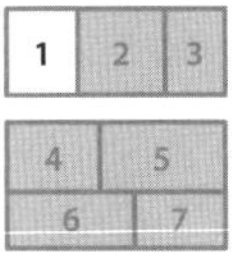

1ゾーン

残り野菜

入れておくもの

余った野菜

◎余った野菜＋賞味期限が迫った調味料でメニューを考える

引き出しトレーの部分は野菜室を開けると、すぐ目につく場所です。私は引き出しトレーの左側、1ゾーンに「使いかけの野菜ボックス」を入れています。

残った野菜は、栄養価が落ちないうちに食べたいので、いちばん目につくこの場所に集めています。ばらばらになると、使い忘れが出てしまうので、透明のボックスに入れて、ひと目見て何が残っているのかわかるようにします。ボックスに入れると、紛失や行方不明が防げて便利です。

献立を考えるときは、野菜室のこのボックスの中を見ることにしています。早く使わなければいけない野菜と、冷蔵室の9「消費期限の近いもの」ゾーンを見て、これに冷蔵室の４「太らない食材」や、10「肉・魚類」を組み合わせてメニューを考えるのです。

たとえば野菜室の１「残り野菜」ゾーンに、オクラが数本入っていたとします。冷蔵室の９「消費期限の近いもの」ゾーンには賞味期限が迫ったオイスターソースがあったとすると、これに４「太らない食材」ゾーンの厚揚げをプラスして、オクラと厚揚げをオイスターソースで炒《いた》める、というメニューを考えるわけです。

最後に４ゾーンからしらすをふりかければ、栄養価も満点で太らず、食品のムダも防げる１品が完成します。

「やせる冷蔵庫」でメニューを考える順序はこうです。

野菜室の１「残り野菜」ゾーンを見る

←

冷蔵室の９「消費期限の近いもの」ゾーンを見る

←

冷蔵室の４「太らない食材」ゾーン、または冷蔵室の10「肉・魚類」ゾーンを見るこの順番を固定ラインにして食材を見ていき、メニューを考える習慣をつけると、冷蔵庫の中身がうまく回っていきます。

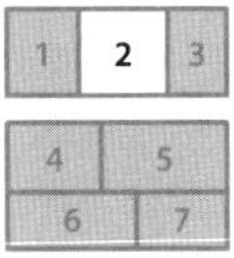

2ゾーン

香味野菜

入れておくもの

しょうが、大葉、
みょうが、
ハーブ類、レモン

◎香味野菜を使うと簡単にやせられる

トレーの真ん中には、しょうがや大葉、みょうがといった香味野菜やハーブ類、レモンを必ず入れておきます。これらは味つけをするときに積極的に使います。

とくに**レモンは積極的に使ってほしい**野菜です。レモン汁なら和洋中問わず、たいていの料理に合います。レモン汁を味つけに使うことで、ケチャップやマヨネーズ、タレなど、太る調味料の出番を減らすことができます。

たとえば脂肪の多い焼き肉に、糖分と油分が多い焼き肉のタレをかけると、「太る×太る」の組み合わせになってしまいます。でも焼き肉＋レモン汁なら、柑橘《かんきつ》系の香りが食べすぎを抑え消化を助けてくれます。

またレモンはビタミンCを大量に含んでいるので、効果的なビタミン補給にもなります。私は**レモンはＶＩＰの食材として、引き出しトレーのど真ん中に、必ず置く**ようにしています。

レモンのかわりに、旬の柑橘類のすだちやカボスを入れておくのもいいでしょう。これらの酸味は料理をおいしくしてくれるので、ぜひ有効活用していただきたいと思います。

しょうがやみょうが、大葉といった香味野菜も常備します。これらも、糖分や油分が多い調味料のかわりに、味つけに使えます。消化を促進するので、健康にもいいでしょう。

ハーブ類も、味つけのバリエーションのひとつとして必ず用意してください。料理をおいしくして、消化を促してくれます。香味野菜やハーブ類が余ったら、細かく刻んで冷凍しておけば、必要な分量だけ取り出せて便利です。

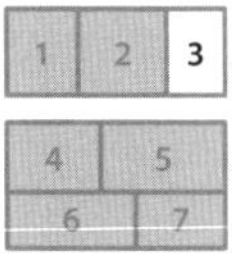

3ゾーン

きのこ

入れておくもの

しめじ、えのき、まいたけ、マッシュルーム、しいたけから2種類以上

◎きのこはダイエットの強い味方

目につきやすいトレーのいちばん右側には、きのこを入れます。**きのこも、レモンと並んでVIP待遇の野菜です。ローカロリーなのに食物繊維が豊富で、いくら食べても太らない**からです。

きのこは、最低でも2種類は常備して、毎日使うようにしてください。私はしめじやえのき、まいたけ、マッシュルーム、しいたけなど数種類のきのこを食べやすい大きさに切って混ぜて、「**きのこミックス**」をつくって冷凍しています。

野菜炒め、鍋もの、みそ汁の具、五目ごはんなど、どんな料理にも使えて、とても便利です。

また、ここに干ししいたけや切り干し大根、きくらげを入れるのもオススメです。

これらは乾物なので、本来なら冷蔵庫の外に置いてもいいのですが、乾物類は棚の中や引き出しに入れておくと、いつの間にか忘れてしまい、古くなっていることがよくあります。

乾物類は、カロリーが低いのに食物繊維が豊富で栄養価も高い食品ですから、よく目につく野菜室の引き出しトレーに置いておくと、料理にパッと足すことができます。

冷蔵庫の外で保管するなら、毎日必ず開けて見る場所、たとえばお箸や茶碗と一緒の引き出しに入れておくなど、忘れない工夫が必要でしょう。

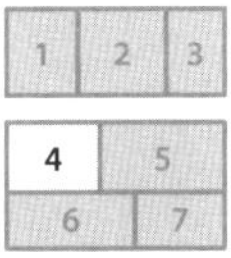

4ゾーン

大もの野菜

入れておくもの

キャベツ、白菜、レタス

◎キャベツか白菜は必ず入れておく

野菜室で場所をとるのはキャベツや白菜、レタスなど、丸くて大きい大もの野菜です。これらは大きくて目立つので、野菜室の左奥に置きます。**キャベツ、白菜は食物繊維を多く含み、食べごたえもあるので、どちらかひとつは必ず野菜室に入れておきましょう。**

レタスはビタミン・ミネラル源になります。そのままちぎってすぐ食べられるのも魅力なので、野菜を1品足したいときに便利です。

大もの野菜は量があるので、いっぺんに食べられません。定位置を決めて置かないと、野菜室の中でごろごろして、場所をとってしまいます。左奥に固定して、必要に応じて使っていきましょう。

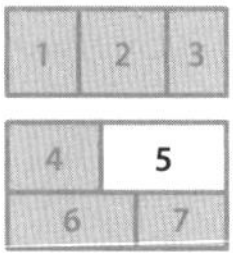

5ゾーン

やせやすい野菜

入れておくもの

大根、ねぎ、トマト、にんじん、ごぼう

◎やせやすい野菜を「固定メンバー」にする

野菜室の中で「固定メンバー」にしてほしいのが「やせやすい野菜」です。糖分もありますが、栄養も豊富で食べごたえのあるものや、小腹がすいたときに助っ人となる野菜を「固定メンバー」にしています。

いわば**「やせる野菜室」の常連さんともいえる「固定メンバー」の野菜とは、大根、ねぎ、トマト、にんじん、ごぼう**です。いずれも、料理にひんぱんに登場する野菜ですから、野菜室の奥のこのゾーンに置いても、忘れられることはありません。

まず大根ですが、これは糖質が少ない優等生の野菜です。ジアスターゼという酵素をもっていて、消化も促してくれ、さらにイソチオシアネートという成分が脂肪燃焼を助け、体が酸化するのを防いでくれます。

まさにやせるためにいちばんオススメの野菜ですので、年間を通して野菜室に常備し、切らすことがないようにしておきましょう。

ねぎは香味野菜の仲間ですが、サイズが大きいので、この場所を定位置にしています。ほかの香味野菜と同様、消化促進して代謝を助けるので、固定メンバーとして置いてください。料理でも幅広く使えます。

◎5味5色を補うのに重宝するトマト

トマトまたはプチトマトは料理にそえると、彩りが華やかになり、栄養価がアップします。**プチトマトはのせるだけ、トマトも切るだけですから、手軽に野菜をとるのにオススメ**です。

料理は**5味5色**（甘・辛・酸・苦・塩の5つの味と、赤、白、黄、緑、黒の5つの色）がそろうとバランスがとれているといわれます。トマトはこのうち赤い色を補うのにも最適です。

おなかがすいたときに、まずプチトマトを口に入れると、甘みが口に広がって、空腹が抑えられることも多いですし、料理にうまみを出すときにも、バターや乳製品などの脂肪が多いものではなくトマトを使えばヘルシーです。

にんじんも「固定メンバー」に入れたい野菜のひとつ。糖質が多いので「太る野菜」ですが、β-カロテンを含む珍しい野菜です。カロテンがとれる野菜はほかにあまりないので、健康面から考えて、ぜひ野菜室の「固定メンバー」に入れてください。

ごぼうも野菜室の「固定メンバー」です。ごぼうは食物繊維がずば抜けて多く、かみごたえがあって、腹持ちします。

スペースが余っていたら、このゾーンに**ピーマン**を加えてもいいでしょう。ピーマンは値段が安く、料理の幅が広いので、私は「固定野菜」として重宝しています。

◎「太る野菜」にご用心

なお、じゃがいもは「固定野菜」のイメージが強いのですが、糖質をたくさん含んでいますから、私はメンバーからはずしています。

野菜は基本的に「やせるもの」ですが、**野菜の中にも「太る野菜」があること**は、意外に盲点になっているのではないでしょうか。

「太る野菜」とは、糖分が多い野菜です。具体的にいうと、じゃがいも、さつまいも、さといもなどのいも類、かぼちゃ、にんじん、とうもろこし、玉ねぎです。

これらはお米と同様、糖質が多いので、野菜というより、糖質という認識でいたほうがいいでしょう。とくにいも類とかぼちゃは糖質が多いので、ごはんやパンのかわりに、主食として食べるか、さつまいもは小腹がすいたときの甘いお菓子の代替品にしたほうがいいと思います。

ですから、私は**いも類とかぼちゃ、玉ねぎ、とうもろこしは外に出し、その分野菜室のスペースをあけて、やせる野菜を入れるようにしています。**

いも類が好きな方には、長いもをオススメしています。長いもは唯一生で食べられるいも類で、調理も簡単です。さっと切ってわさびじょうゆにつければ、立派なおかずになりますし、私は小腹がすいたときお菓子がわりに食べています。

ねばねばのもとになるムチンを豊富に含み、胃腸の調子を整えて、代謝を促すので、やせやすい野菜といえるでしょう。

たとえば、ポテトサラダをつくるかわりに、長いもの和風サラダをつくるようにするなど、ぜひ試してみてください。

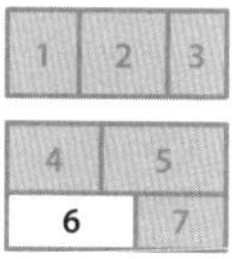

6ゾーン

葉もの野菜

入れておくもの

ほうれんそう、小松菜、水菜、春菊、ちんげん菜、モロヘイヤ、パセリから2種

◎葉もの野菜がやせる理由

いろいろなお宅の冷蔵庫を見せていただいて共通するのは、葉ものが少ないことでした。葉ものは傷みやすく、腐らせてしまうことが多いのであまり買いたくない、という方も多いと思います。

でも**「やせる」ためには、ビタミン類が豊富な葉もの野菜はたくさん食べたいもの。**だから、野菜室の目立つ場所に葉ものの固定ゾーンをつくっています。ぜひこまめに食卓に登場させて、回転よく使っていきましょう。

どうしても使いきれなかったり、最初から量が多くて余ると思ったら、冷凍することをオススメします。

ほうれんそう、小松菜などの葉ものはゆでて、水気をしぼり、ラップで包んで、保存袋に入れ、冷凍保存します。

とくにほうれんそうはいつも野菜室にほしい葉ものです。塩分を体外に出すカリウムが豊富で、むくみを防いでくれるので、たくさん食べるとやせられます。

また**ビタミンB群を豊富に含むパセリも「やせる野菜」**です。パセリはハーブ類に入れてもいいですが、野菜の中でも栄養価トップ選手なので、ぜひたくさん食べてほしいためここに入れています。
　ひと房を使いきれない場合は、買ってきた日にそのまま冷凍してしまい、必要量をそのつど使うのもオススメです。

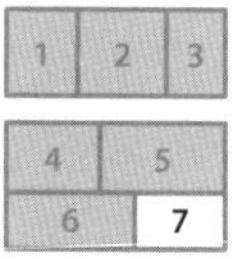

7ゾーン

旬の野菜と果物

入れておくもの

旬の野菜

◎旬の野菜は手前に入れる

　このゾーンには、鮮度が大事な旬の野菜を入れます。野菜は旬の時期がいちばんおいしく、栄養価も高いもの。新鮮なうちに食べていただきたいので、手前のもっとも見えやすい場所を定位置としています。

そして、このゾーンに果物を２個だけ入れてください。

フルーツをたくさん冷蔵庫に入れてはいけない

野菜室の中に果物を入れる場所がないのに疑問をもたれた方もいると思います。その理由は、果物が糖分が多い食べ物だからです。果物には糖分の中でもとくに体脂肪になりやすい果糖がたくさん含まれています。

「糖分は冷蔵庫から出す」のルールを適用すると、果物は当然冷蔵庫外になります。それに果物の多くは室温のほうが、熟成が進んでおいしくなります。「やせる」ことを意識して、あえて果物は糖分と考え、冷蔵庫の外に置くことにしました。

ただしカットフルーツは、傷みやすいので、冷蔵室の7「すぐ食べられて太らないもの」ゾーンか、扉の2「ごほうび」ゾーンに置いて、栄養価が落ちないうちに食べるようにしてください。

ではここに果物を２個だけ置くのはどうしてか、というと厚生労働省・農林水産省が出している「食事バランスガイド」が、果物を１日２つとるように推奨しているからです。

野菜同様、果物にはビタミン、ミネラル、食物繊維が豊富に含まれていて、体の機能を促進する潤滑油として働きます。個々の果物によって、体に有益なさまざまな酵素も含まれています。

ですから果物も毎日食べたいのですが、食べすぎると果糖が多く太ってしまうので、私は果物は1日2個以内に限定したいと思います。それも2個のうち、1種類は甘いもの、もう1種類は甘みが少ない酸っぱいものにすれば、果糖のとりすぎを防げるのではないでしょうか。

たとえば1種類は甘いぶどうや甘いリンゴ、メロンにしたら、もう1種類は酸っぱいグレープフルーツやキウイにするという組み合わせです。

こうやって、果物の種類と数を限定して、野菜室に入れておくと、果物の食べすぎが防げます。

また果物の中でも、果糖が少ない〝優等生〟は、野菜室に入れておいていいでしょう。**〝優等生〟の果物はアボカド**です。果物の中でも糖分が少なく、良質の植物性脂肪を多く含んでいて、さらに体内で脂肪を燃焼させるビタミンB群や塩分を排出させるカリウムも含む、大変ヘルシーな果物です。

脂肪が多いですが、動物性脂肪のバターに比べれば、健康によい油ですし、脂肪を燃焼させる働きもあるので、バターのかわりにも使えます。

私は野菜室にアボカドを入れて、脂っこいものを食べたくなったときに、食べるようにしています。

やせる野菜室 ❸つのポイント

❶ 野菜室はとにかくぱんぱんに

❷ 野菜以外のものを入れない

❸ 「太る野菜」と「果物」に注意する

第5章

「ためこみ冷凍室」から卒業しよう

冷蔵庫の中でもっとももものがためこまれているのがこの冷凍室です。
何か月も食べ物がとどこおっている状態では、やせることはできません。

5年前のねぎが冷凍室に!!

冷蔵庫のコンサルティングをさせていただく中で、みなさんがいちばん開けたがらないのが「冷凍室」でした。

「自分でも何が入っているのかわからない」「とにかくたくさんものがあって、気になっているけれど手をつけられない」という悩みを多くお聞きします。

そんな方にいちばんにお伝えすること。それは、**冷凍室を「ためこみ室」だと思うのはやめてください**、ということです。

食べたくないけれど捨てられないものや、安かったのでたくさん買ったものなどをとりあえず冷凍室にためこむ。でも、食べる機会はなかなか訪れず、地層のように重なって何年もたってしまっていることがとても多いのです。

5年前のねぎが出てきた家や、高価な食材が捨てられなくて、冷凍室に何年も入っている家もありました。賞味期限が切れる日に、あわてて食材を冷凍室に移す家庭もありました。

でも、冷凍室はゴミ箱ではありません。冷蔵室や野菜室で腐りそうになったものをためこむ場所でも、余り物や捨てられないものをとりあえずストックする場所でもありません。

冷凍室とは、食品の栄養価やおいしさをできるだけ高く保つための場所です。そして、冷蔵室や野菜室に入っていなかったものを、冷凍室からもってきて補うための場所です。

新鮮で栄養価が落ちないうちにおいしく食べるのは、冷蔵室でも野菜室でも冷凍室でも同じです。霜がつき、いったい何だかわからなくなっているものが積み重なっている……そんな「ためこみ」の冷凍室からは卒業し、おいしいものをおいしいうちに冷凍し、おいしく食べる生活を始めましょう。

この章では、冷凍室の悩みを解決しながら、「こう置けば、しっかり使いきれる」というコツも含めてお伝えしていきたいと思っています。

「もし何かあったとき」は非常食で対応する

冷凍室が「ためこみ室」になってしまっている理由のひとつに、「何かあったときのために使いたいから」というものがあります。

買い物に行けなかったらどうしようとか、食材が足りなかったらどうしようとか、万一の災害のときにどうしようと思ったりするのです。

冷蔵庫が３つもある家があって、理由を聞いてみると、「災害があったときのために」とおっしゃっていました。もしものとき、まわりの人たちに食べさせる分が数週間分はあるそうです。

すばらしいことですが、災害が起きたら、きっと電気も止まってしまいます。冷蔵庫は使えないかもしれません。ですから、非常時のときの食料は非常食として冷蔵庫以外の場所で保管するのはどうでしょうか。缶詰やレトルト、乾パンといった非常食は冷蔵庫の中のものと混在させずに、冷蔵庫の外に保管してほしいと思います。

冷凍室は食品を使うために置いておく場所。ずっとためこんでおく場所ではないのだと、考えを改めてください。

冷凍室を「タテ収納」にすれば断然使いやすくなる

冷凍室にいつまでも食べものが滞留する原因のもうひとつは、冷凍室はひと目で見えないからです。

冷凍室はたいてい冷蔵庫の下のほうにあるので、開けたときは上から眺めることになります。すると、下のほうに重なってしまったものや奥のほうまで目が届きません。その結果、何が入っていたかわからなくなってしまって、長い間放置することになってしまうのです。

ですから、私は**冷凍室の収納はできる限り「タテ収納」**をオススメしています。私の家の冷凍室も、食品はすべてタテで収納しています。

自分でつくったものを冷凍しておくときも、まず保存袋に入れて、トレイに平らに寝かせて凍らせます。こうすると薄く平べったく凍るので、きれいに立てて収納ができます。また、解凍もしやすくなります。

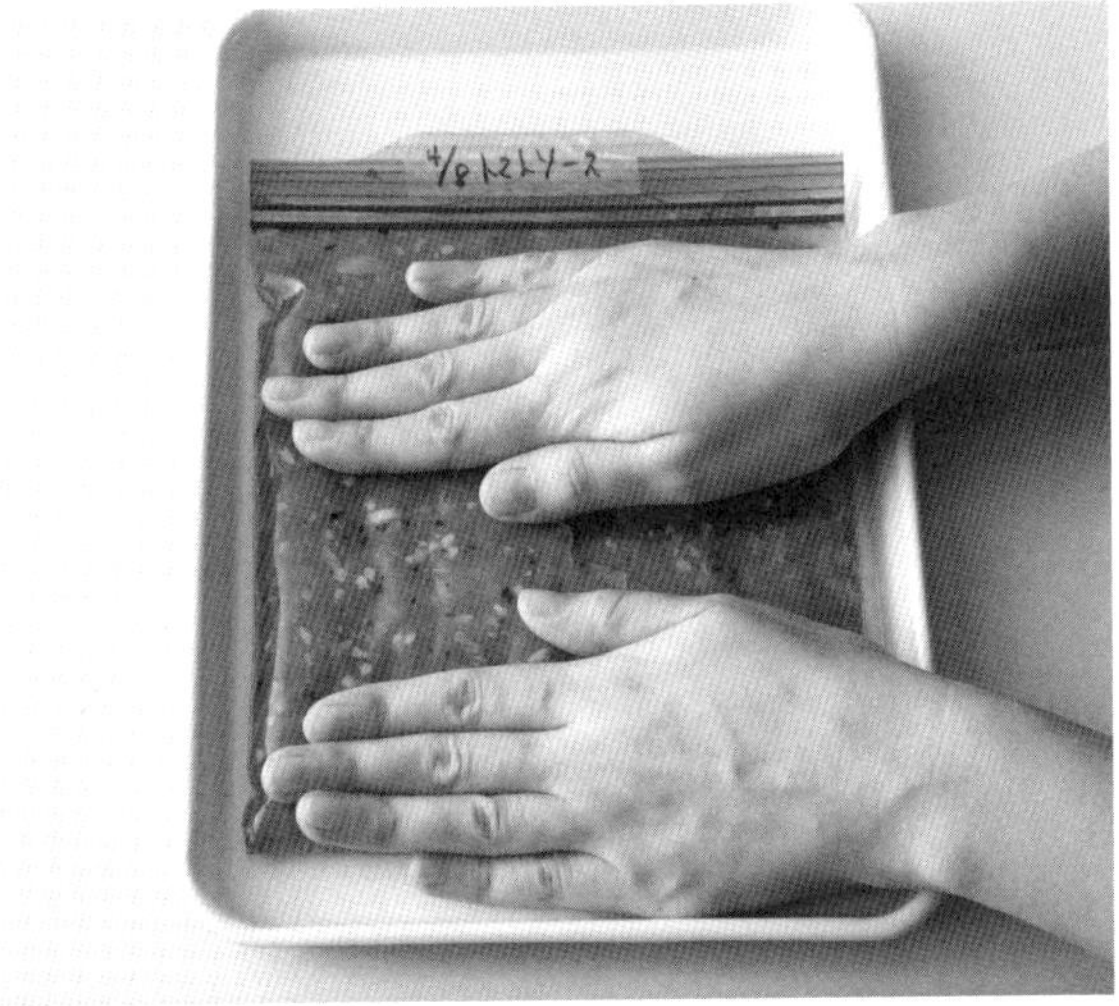
4/8トマトソース

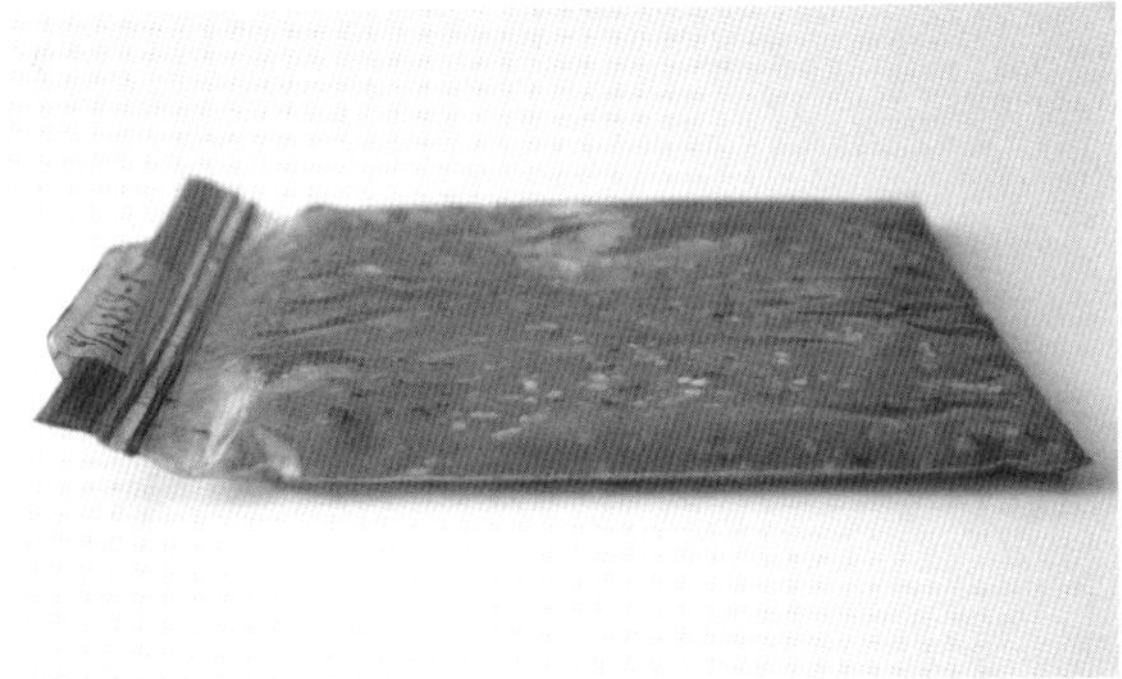

保冷剤に冷凍室を侵食されていませんか？

かなり多くの家庭の冷凍室に、「保冷剤」があります。ケーキを買ったときなどについてきて、「お弁当や今度のバーベキューのときに使おう」などと思ってとっておいてあるのだと思います。でも、じつは数えてみると20個も入っていたりして、**栄養のある食材が入る場所を奪っている**ことが多いのです。

保冷剤はできれば5個ほどに減らして、使ったら補充をするようにしましょう。

冷凍室の「何これ？」を解決する法

タテに収納したとき、何が入っているのかひと目でわかるよう、保存袋の上の部分にマスキングテープを貼り、食品名と、冷凍した日付を書いておくのも忘れてはいけません。

つまり「この食品はいつまでに使う」というのが、マスキングテープを見たらわかるようにしておきます。このために、**マスキングテープとペンは、セットにして冷蔵庫につけておきましょう。**

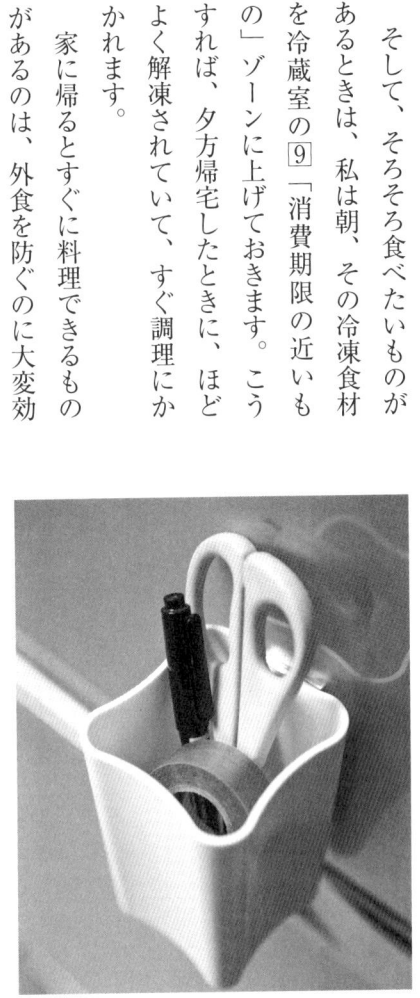

そして、そろそろ食べたいものがあるときは、私は朝、その冷凍食材を冷蔵室の9「消費期限の近いもの」ゾーンに上げておきます。こうすれば、夕方帰宅したときに、ほどよく解凍されていて、すぐ調理にかかれます。

家に帰るとすぐに料理できるものがあるのは、外食を防ぐのに大変効果があります。「ハンバーグが解凍してあるから、あれを焼けばいい」と思うだけで、家に帰って自炊しよ

という気になります。

8つのゾーンに分けて、回転を速くする

冷凍室の場合は、とくにゾーン分けが大切です。というのも冷凍室はちゃんとゾーン分けをして整理しておかないと、手前にあるものばかり使って、奥にあるものや下に積み重なっているものは使わないからです。

ゾーンに分けて、定位置を決めることで、冷凍室の中の食品もとどこおらずにうまく回るようになります。

冷凍室は引き出しトレーの部分も含めて8つのゾーンに分けます。詳細は次の通りです。

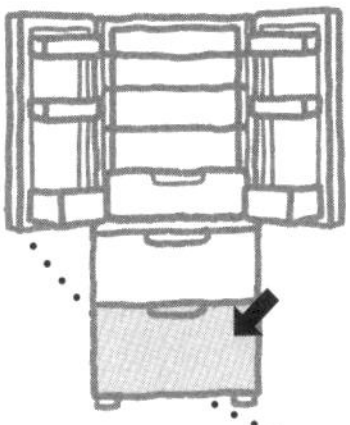

やせる冷凍室セッティング

＊カラーはp220にあります。

▼引き出しトレー

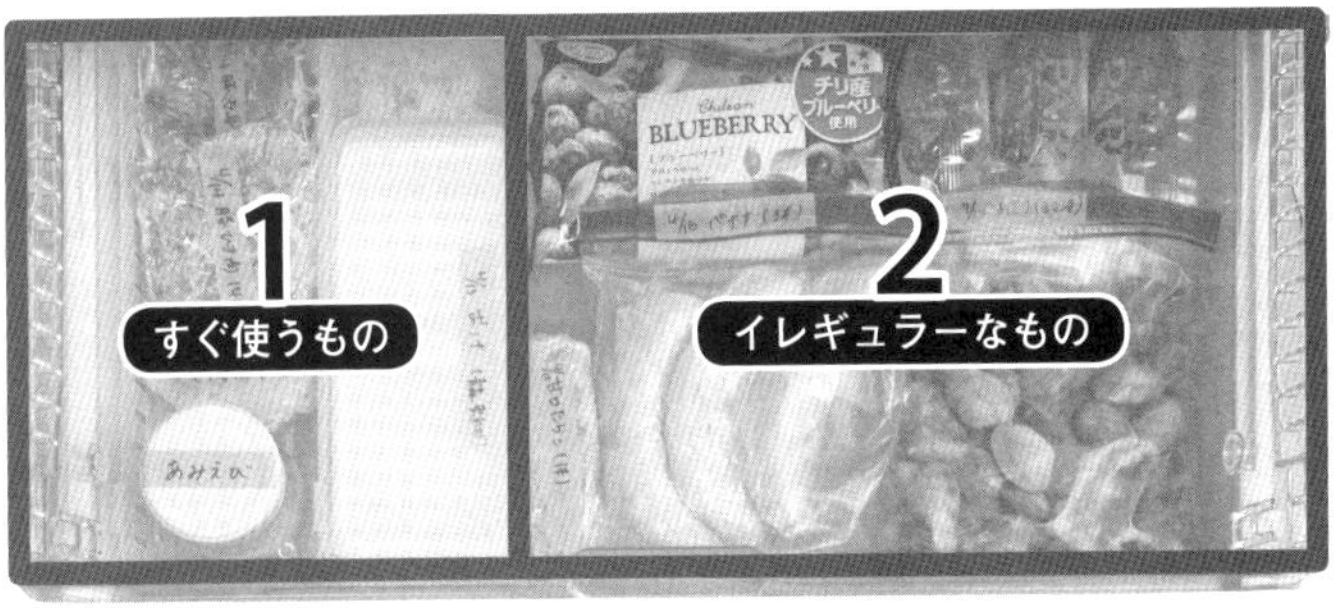

▼本体

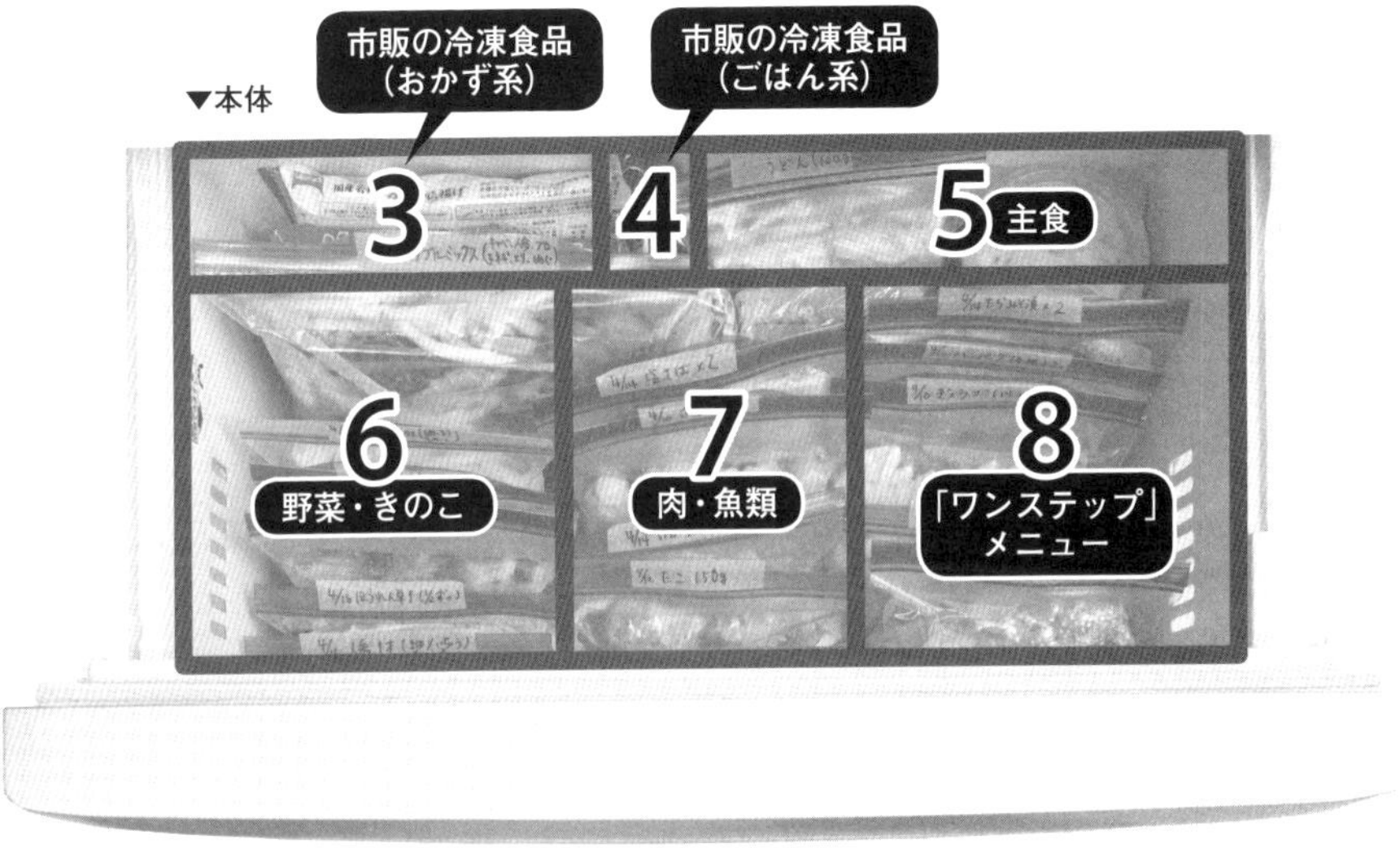

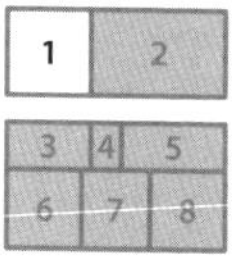

1ゾーン

すぐ使うもの

入れておくもの

使いかけの食材

◎VIPルームをつくると使い忘れがなくなる

引き出しトレーの左部分はいちばん見やすいので、野菜室と同じように、**すぐ使わなければいけないものを置きます。**使い残した生肉や、使いかけの香味野菜、消費期限が迫ったものがこの場所にあります。

とにかく早く使わなければいけないので、この場所は〝VIPルーム〟として、私は箱を用意しています。箱を見ると、〝VIP感〟が強調されて、すぐ使おう、という気持ちを盛り上げてくれます。

箱は、透明なものを使っています。冷蔵庫内で使う容器はすべて、必ず透明なものにしてください。**カラフルな容器や色つきの保存袋は中身が見えなくなり、使わなくなる原因になる**からです。冷凍しても、時間がたてばたつほど、栄養価が落ちていくので、気をつけましょう。

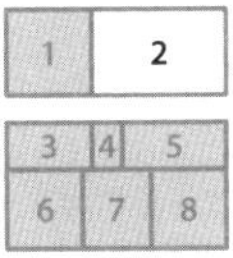

2ゾーン

イレギュラーなもの

入れておくもの

立てて収納できないもの

◎立たないものをまとめて、行方不明を防ぐ

冷凍室はタテにして収納するのが原則ですが、小さいものや立たないものもあります。そうしたイレギュラーなものは、どこかに埋もれてしまわないよう、トレーの右サイドにまとめて入れておきます。

たとえばたらこやフルーツ、場合によっては「心貯金」のアイス類がここにくることもあります。アイスを入れるときは、箱から出しておきましょう。どれだけ食べたか個数が把握できて、食べすぎがセーブできます。

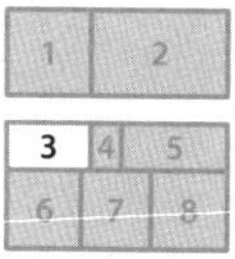

3ゾーン

市販の冷凍食品（おかず系）

入れておくもの

おかず系の冷凍食品

◎冷凍食品は何を買うべきか？

どこの家庭にもあるのが市販の冷凍食品です。チンすればすぐにできるので、おかずやお弁当に重宝します。

ただ、市販の冷凍食品は味つけが濃く、添加物の問題もあって、「やせる冷蔵庫」ではあまりオススメしない食材です。

そこで、見えにくい奥のこの場所に置きます。そして、**おかずに使う冷凍食品は、できるだけ野菜を使ったものを選ぶ**ようにしてください。冷凍の枝豆や野菜を使った惣菜《そうざい》がオススメです。

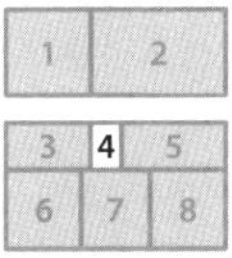

4ゾーン

市販の冷凍食品（ごはん系）

入れておくもの

主食系の冷凍食品

◎カルボナーラとトマトパスタ、低カロリーはどっち？

市販の冷凍食品といえば、パスタやチャーハン、ピザ、肉まんなど主食になるものが人気です。すぐにおなかが満たせるので、お子さんやご主人の間食や夜食に欠かせないお宅もあるでしょう。でもこの**ごはん系冷凍食品は、太ってしまう大きな原因になります。**

ごはん系は糖質を多く含むので、そもそもこれ自体が「太るもの」です。さらに加工する過程で油を使っている食品が多いため、「太る×太る」で、かなりの高カロリーになります。なるべく使ってほしくないので、3ゾーンよりさらに見えづらい奥の真ん中に定位置を決めています。

できれば、このゾーンはすかすかに。最終的には入っているものをゼロにしたいの

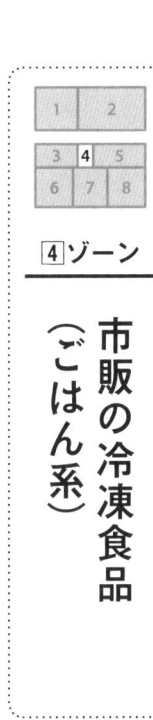

です。でも、いきなりは無理でしょうから、せめて③「おかず系冷凍食品」ゾーンとの比率を1対1以下にとどめるようにしましょう。

選ぶときには、できるだけ野菜が多いものを。たとえばパスタならカルボナーラより野菜系のパスタを選択するといった工夫が大切です。

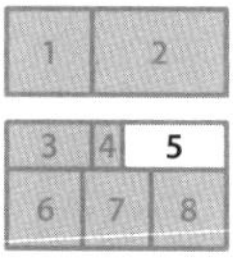

⑤ゾーン

主食

入れておくもの

少なめのごはん、
半分に切ったうどん、
小分けにしたパン

◎ごはん、うどんは少ない量で冷凍する

冷凍室の右側奥は、主食の保管場所にします。炊いたごはんが余ったときや、パンが食べきれなかったとき、冷凍室に保管します。

疲れていたり、忙しくて食事をつくる暇がないときに、ごはんやパンが冷凍してあると、主食は確保できるので、あとは納豆や生たまごを加えれば、立派な1食になります。外食しないために、主食の糖質を冷凍しておくのはオススメです。

ただ、糖質ですから「太るもの」であることに注意してください。量を多く食べないよう、**私はごはんを1膳よりも少なめの量にして冷凍しています。うどんもひと玉を半分にして、ラップにくるみ、冷凍します。**

こうすれば、糖質のとりすぎが防げますし、お菓子がわりの間食にも使えます。

そして、食材ごとにまとめて保存袋に入れると、タテに収納できます。上部にはマスキングテープで食品名を書いておくのも忘れないようにしましょう。

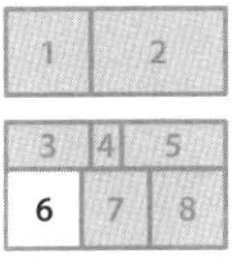

6ゾーン

野菜・きのこ

入れておくもの

野菜ミックス、きのこミックス、ブロッコリー、ほうれんそう、にんじんなどの野菜

◎野菜は新鮮なうちに冷凍すると栄養がキープできる

冷凍室手前の左はしは、いちばん目につきやすい場所です。ここには「栄養があっ

て太らないもの」、どんどん使ってほしいものを入れておきます。

その筆頭が野菜です。野菜を冷凍しておくと、栄養補給に便利です。というのも、**野菜は冷凍したほうが、細胞壁がこわれてうまみを感じやすくなったり、栄養価が高まるものもあるからです。**

ほとんどの野菜は冷凍できますが、とくに栄養価の高いブロッコリーやほうれんそう、にんじんは、買いに行けなかったときのために、ぜひ冷凍保存しておくことをオススメします。

旬のいちばん栄養価が高いときに、新鮮な状態で冷凍するのがベストです。ブロッコリーは軽くゆでて、酵素の働きをストップさせれば、栄養価が維持できます。

ほうれんそうなど葉ものは急速冷凍すると、生の状態でも傷みません。ラップにくるんで保存袋に入れ、熱伝導率が高い金属のトレーかアルミ箔の上に平らにのせて寝かせて冷凍しましょう。

にんじんは、私は生のものを細切りにした状態で保存袋に入れて冷凍しています。そのまま調理に使えますし、解凍して少ししなっとしたものをそのまま食べることもできます。

◎村山流「オリジナル野菜ミックス」をつくろう

きのこも冷凍に適した野菜です。きのこは糖質が少なく、食物繊維も豊富なので、いくら食べても太りません。しかも冷凍すると、うまみ成分や栄養価がぐっと高まる特徴があります。複数種類加えると、さらにうまみが増すので、私は野菜室にも、この冷凍室にも必ず２種類以上のきのこを常備しています。

白菜やキャベツなど大もの野菜は、１個買ってきたら半分は冷凍に回しています。そのままザクザク切って、保存袋に入れ、鍋や炒《いた》めものに使います。

またあらかじめ、きのこやにんじんなどありあわせの野菜に、ざく切りした白菜やキャベツを入れた「**野菜ミックス**」をつくって、保存袋に入れています。この「オリジナル野菜ミックス」があれば、これだけで鍋やスープがすぐつくれます。

レシピを２０４ページで紹介していますので、ぜひつくってみてください。

◎夕ごはんがちゃちゃちゃっとつくれるトマトソースの魔法

このゾーンに私が必ず入れているのは手づくりのトマトソースです。２０７ページで紹介している簡単なトマトソースですが、**パスタにからめたり、ハンバーグにかけたり、ワンステップの処理だけで、夕飯が簡単につくれます。**

市販のトマトソースよりも、油分を少なくできるのもいいところです。保存袋に入れて冷凍しますが、タテに収納したいので、トレーの上に水平に寝せて、平べったく薄くして冷凍させています。

なお野菜もトマトソースも、冷凍してから1か月を目安に使ってください。

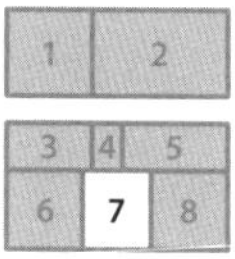

7ゾーン

肉・魚類

入れておくもの

魚、肉を1種類ずつ
貝類、イカ、たこ

◎買い物に行けなくても心配ご無用！

たんぱく質は体に欠かせない栄養素です。毎食必ずとってほしいので、もしも買い物に行けなかったときのためにも、冷凍室の手前の目立つゾーンに入れておきます。

肉1種類、魚1種類のほかに、油揚げのなど植物性のたんぱく質もあると便利です。**やせるために、魚は意識して食べたい食材です。良質の油を含み、肉の脂よりも太りにくいからです。肉と魚の比率は最低でも1対1にして、肉に偏らないようにしましょう。**

魚のかわりに、イカやたこ、貝などの魚介類でもかまいません。貝類は傷みやすいので、買ってきたその日に使いきれなかったら、すぐに冷凍しましょう。

塩抜きしてそのまま冷凍すると、氷のような塊になりますが、それごとみそ汁や鍋に入れたり、フライパンで蒸せば、うまみも逃がさず料理ができます。

貝類は味覚を調整する亜鉛がとれるので、私は欠かさず冷凍しています。

◎肉の部位を選ぶだけでカロリーは半分になる

冷凍室は「栄養の保管庫」ですから、体に必要なもの、やせるものを厳選して保管しておきたいので、脂の多い肉はなるべく入れないようにします。

肉は部位によって脂のつき方が違います。たとえば鶏肉の場合、**鶏ももとささみのカロリーは倍以上の差があります。**

ですから、できれば**脂が少ないささみや、皮をとった胸肉を冷凍しましょう。**

豚肉や牛肉は部位によって、脂の量がまったく違います。
ひれ肉↓もも肉↓ロース↓ばら肉（豚肉）
ひれ肉↓もも肉↓肩ロース↓サーロイン↓ばら肉（牛肉）
の順で脂が多くなるので、**ひれ肉やもも肉、ロースを選びましょう。**

◎ばら肉は冷凍室に入れてはいけない

ばら肉はおいしいのですが、脂身が多いので避けたほうがいいと思います。「やせる」ということを考えるのであれば、冷凍室にばら肉はふさわしくありません。

同様にひき肉もオススメできません。ミンチの状態になってしまうと、脂身の量が把握できないからです。ハンバーグをつくるとき、市販のひき肉ではなく、自分で肉をミンチにして使うと、脂身を減らせるうえにとてもおいしくなります。

ミンチにする道具がないときは、ひれ肉やもも肉を包丁で細かくして、あらびきのハンバーグにして冷凍しておくと、ヘルシーでおいしい料理ができます。

脂の多い肉を料理しなければならないときは、フライパンに油をひかないようにしましょう。肉本体からにじみだす脂で十分に調理ができます。太る原因となる余分な油は少しでも減らし、肉本体から出る脂だけで料理をしましょう。

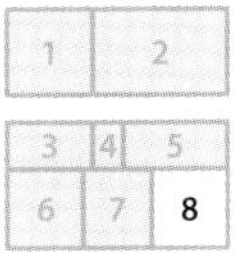

8ゾーン

「ワンステップ」メニュー

入れておくもの

焼く前の餃子、ハンバーグ、肉団子

◎ワンステップで食べられるものがあれば外食を減らせる

市販の冷凍食品の餃子《ギョーザ》やハンバーグ、から揚げは便利ですが、味つけが濃く、脂肪分が多いデメリットがあります。その点、自分でつくったものなら、油や糖分に配慮できますし、添加物の心配もありません。

このゾーンには、自分で手づくりして下処理したものを冷凍しておきます。焼いたり、**温めたり、かけるだけの「ワンステップ」工程で食べられるようにしておけば、**

家に帰ってすぐに料理ができるので、外食が減って、健康的にやせられます。

たとえば野菜たっぷりの手づくり餃子を入れておくと、焼いたり、スープに入れたり、鍋に入れたりして、ワンステップで食べられます。

ハンバーグも多めにつくって冷凍しておき、油を少なめにしてフライパンで焼き、冷凍してあるトマトソースをかければ、冷凍室だけで立派なディナーが完成します。

◎「ホイル焼きセット」が強い味方になる！

私はこのゾーンに、魚や肉と野菜をホイルで包んだ**「ホイル焼きセット」**を冷凍しています。生鮭ときのこ、玉ねぎ、にんじんなどをホイルで包み、そのまま冷凍しておくのです。魚のかわりに肉を入れてもいいでしょう。

野菜もキャベツ、ほうれんそう、ピーマンなど何でも入れます。

冷凍してあるホイルをそのままオーブントースターに入れるか、フライパンで蒸し焼きにすれば、簡単にホイル焼きができあがって、1品ほしいときにとても便利です。

やせる冷凍室
❸つのポイント

❶ 冷凍室をゴミ箱がわりに使わない

❷ 非常時の対応は、冷凍室以外で

❸ ワンステップで食べられるものを保管する

Column

野菜室・冷凍室 アドバイス

Kさん

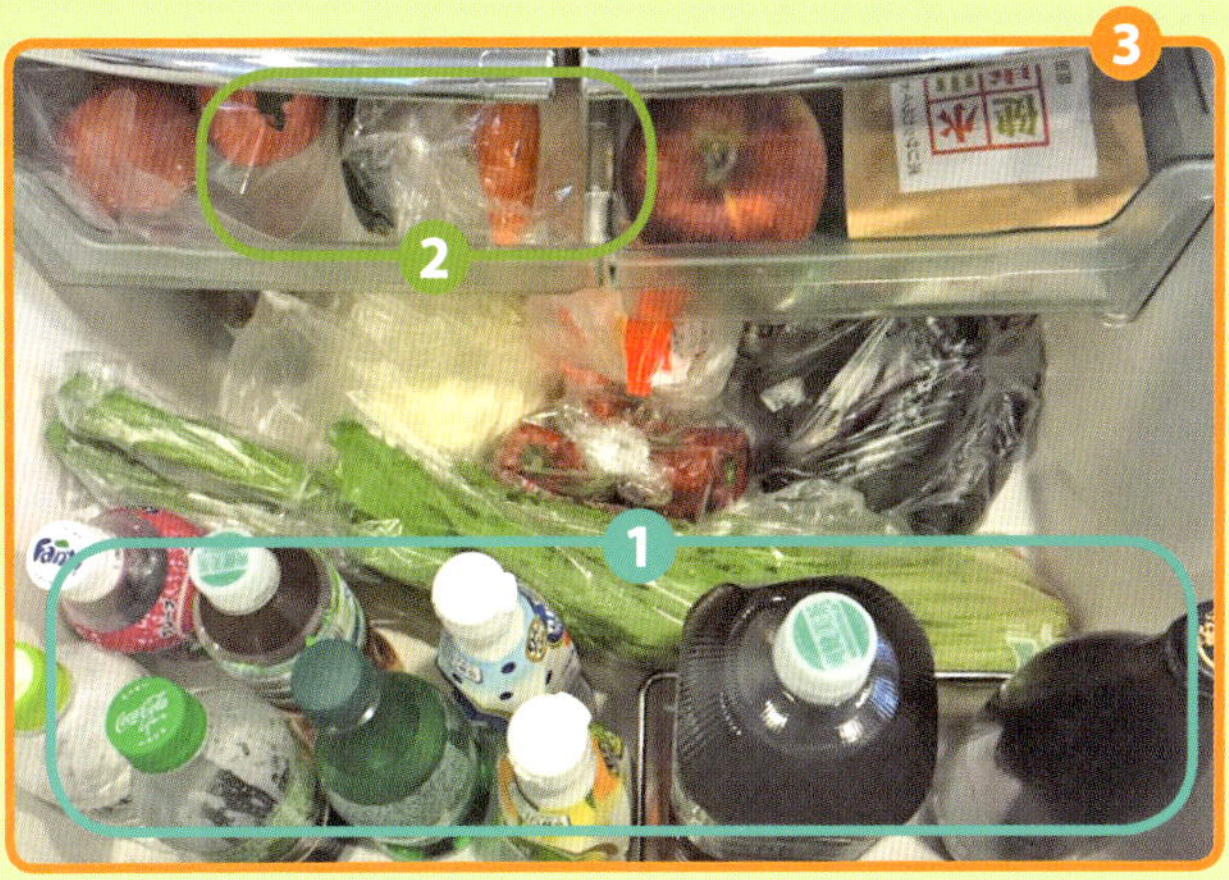

❶ 野菜以外は入れない！

野菜室は、やせる体づくりにとって重要な「VIPルーム」。ジュースや米は目につきにくい冷蔵室の扉に入れるか、サイズを小さくするなどの工夫を

❷ 薬味や柑橘を増やして

カロリーダウンして料理に満足感を出す、薬味やレモンなどの柑橘類を入れておきましょう

❸ すぐ使うゾーンをつくる

野菜室の中にも、使いかけの野菜などを入れる「すぐ使うゾーン」をつくっておきましょう

Dさん

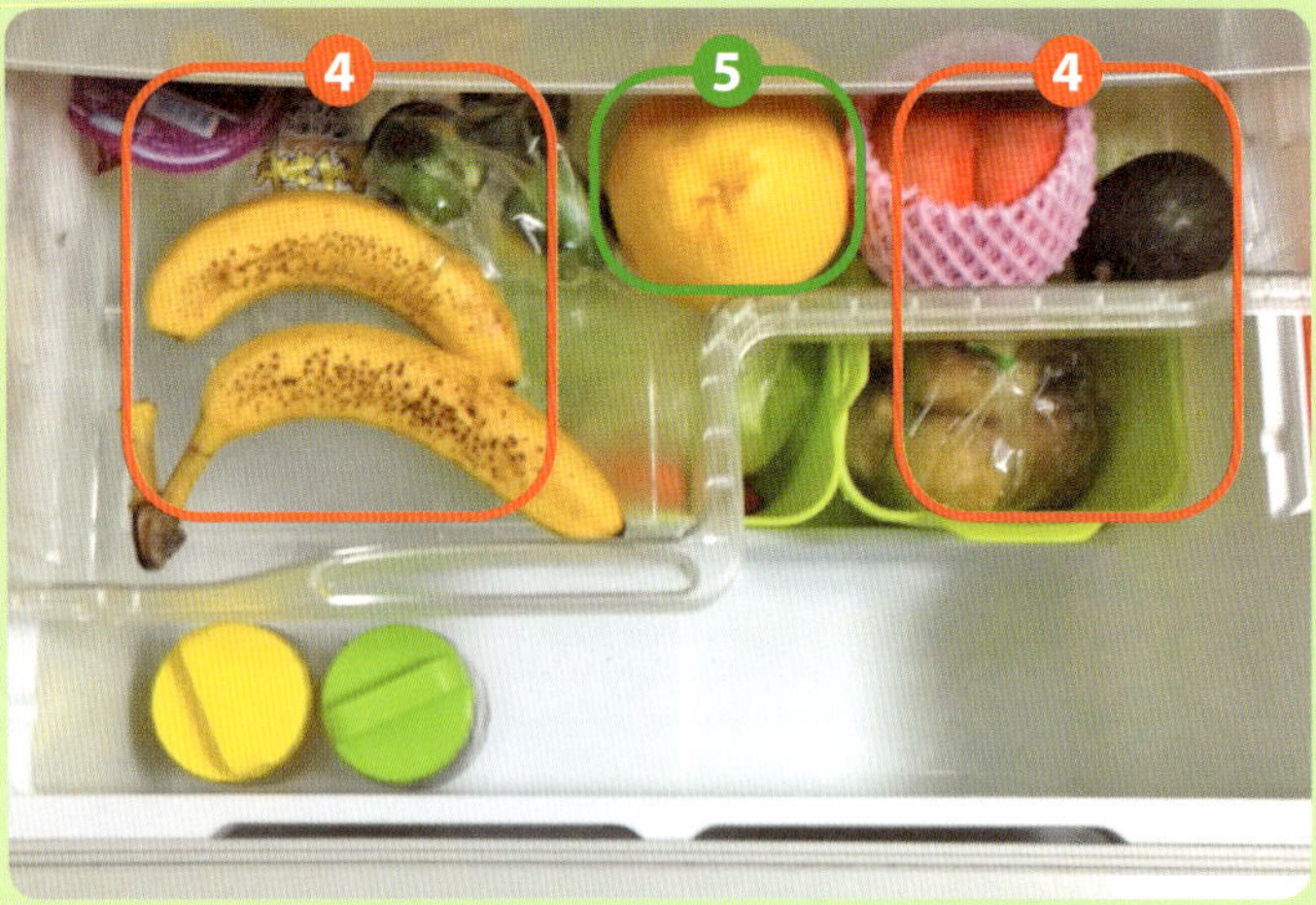

❹ 葉もの野菜を必ず入れて

糖質（バナナ・モモ・じゃがいも・にんじん）に偏っているようです。葉物野菜が不足しているので加えるといいでしょう

❺ 酸味のあるフルーツは◎

グレープフルーツがあるのがよいですね。果物はビタミン・ミネラル源としてオススメですが、果糖が多いものは中性脂肪になりやすいので、酸味がある果物を食べることをオススメします

Yさん

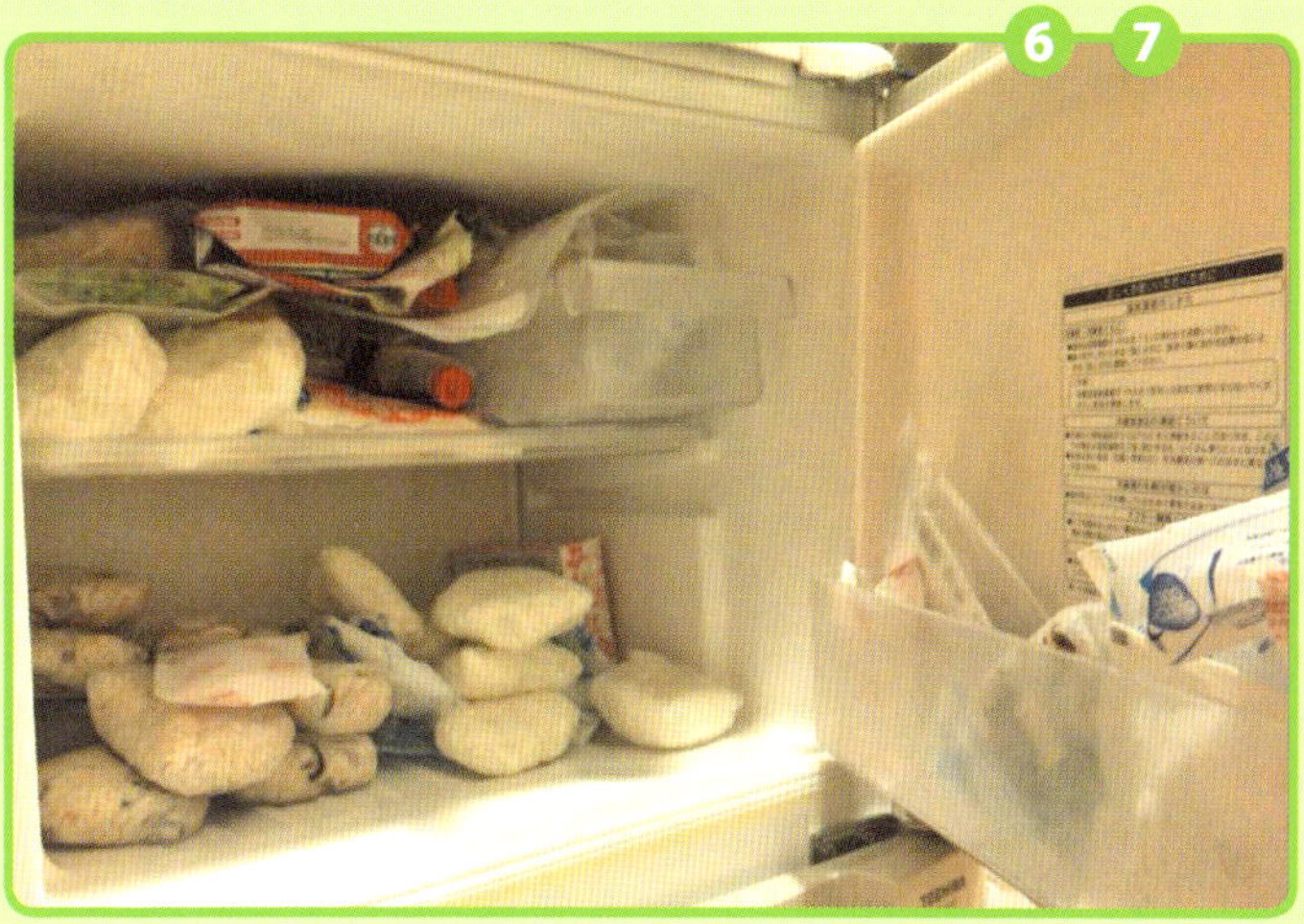

❻ バランスよく入れて！

1人暮らしの方に多い冷凍室は「何も入っていない」「正体が分からないもの」「太りやすい冷凍食品」「ごはんかパンのみ」です。たんぱく質・ビタミン・ミネラル源を入れておきましょう

❼ 立てて冷凍！

引き出し型でない冷凍室の人も、平べったく冷凍したものを立てて入れておきましょう。使い忘れを防げます

Tさん

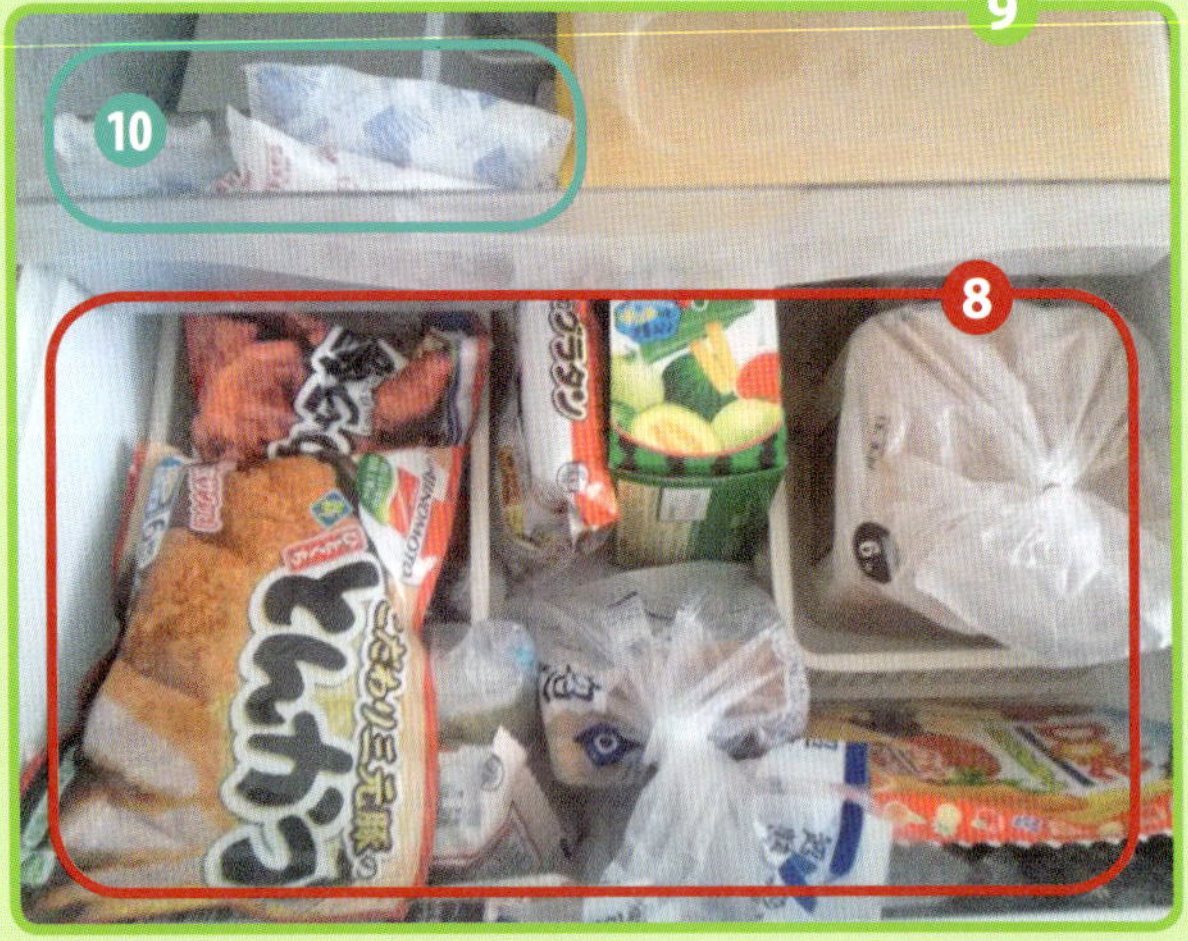

❽ 太りやすいものが多い！

食パン・揚げ物・アイスなど太りやすい食材が多いです。冷凍食品を揚げ物以外に変える、アイスは1箱までと量を決める、フローズンフルーツを入れるなどがオススメです

❾ 日付を書く

冷凍室に入れれば永遠に保存できるわけではないので、冷凍室に入れた日（賞味期限）をマスキングテープに記載し見えるところへ貼り、立てて置きましょう

❿ 保冷剤は減らして！

「保冷剤」で冷凍室が埋まってしまっている家庭が多いです。栄養源ではないので、入れすぎないよう注意！

第6章

太る買い物、やせる買い物

「やせる冷蔵庫」をキープするのは買い物です。
何を買ってくるかで、冷蔵庫の中身は決まります。
「やせる買い物」を制すれば、「やせる冷蔵庫」は完璧です！

買い物は冷蔵庫の中から始まっている

買い物と「やせる冷蔵庫」はワンセットです。

なぜなら、買い物で買ってきたものが、冷蔵庫に入るからです。「やせる冷蔵庫」の中を構成する食品は、もらいものを除けば、すべてが買い物からやってきます。

ですから**買い物も「太る買い物」ではなく、「やせる買い物」をしなければ、「やせる冷蔵庫」にはならない**わけです。

「入れるルールだけでも大変なのに、買い物にまでルールがあるの……？」と思うかもしれません。

でも、じつは「やせる買い物」は、やせるだけでなく、買い物にかかるお金を節約し、時間も短縮してくれる、夢のような方法なのです。

この章では「やせる買い物」をするためのコツを紹介します。

買い物は、冷蔵庫の中を見ることからスタートします。**冷蔵庫の中に、ものがきち**

んと定位置におさまっていて、すかすか・ぱんぱんのルールが守られていれば、冷蔵庫を見ただけで、足りないものがひと目でわかります。

あとは、足りないものを買ってきて補充するだけ。

冷蔵庫の中がごちゃごちゃだと、何が足りなくて何が十分なのかがわからないので、よけいなものを買ってきてしまい、それが食材を余らせてしまったり、太ったりする原因になってしまっています。

買い物をする前に、冷蔵庫の中に何が入っているのか、自分で把握しておくことが大事です。

やせるのにもっとも大事な「2回メモ」

よけいなものを買わないためには、買い物に行く前に、何が必要か、買い物リストのメモをつくることがとても重要です。

というのも、お店はお客さんが買いたくなるように、たくさんの仕掛けを用意しているので、ノープランでお店に行くと、ついのせられてよけいなものを買いこむことになってしまうからです。

お店の売り場レイアウトや商品の配置、かかっている音楽、ＰＯＰのデザインやセールの企画など、すべて購買意欲をそそるように、綿密に計算されています。

ある調査によると、６割の人が、無意識のうちにものを買っているそうです。それくらいお店は「買う」という行為に誘惑的な場所です。そんな場所にノープランで出かけたら、いっぺんでトラップにひっかかってしまいます。

そして、「やせる買い物」をするためのリストには、小さなコツがあります。

それは**「２回メモ」をつくる**ことです。「２回メモ」とは、冷蔵庫の中を見て必要なものをメモしたら、それをもう一度、買う順番に合わせて、書き直すことです。

たとえばいまから行くスーパーが、野菜↓魚↓肉↓大豆製品↓乳製品の順番に並んでいたとします。そうしたらリストアップした食品もその順番で並べて書き直するのです。

たったこれだけで、お店に行ったとき、よけいな場所をうろうろせずに、動線にそってムダなく、効率的に買っていくことができます。

これをやっておかないと、つい買ってしまいたくなるようなトラップにはまってしまいます。もう通り過ぎた野菜コーナーに、買い忘れのにんにくを取りに戻るはずが、ふらふらとお菓子コーナーに入ってしまい、目についたシュークリームを衝動買いしてしまった……などということがないように、動線を考えて、買う順番にリストアップしておくのです。

こうすることで、やせる上に時間も大幅に節約できる、かしこい買い物をすることができます。

よけいな買い物をしないように、１週間分のメニューを立ててから、買い物リストをつくっている人もいます。冷蔵庫の中が回るように、１週間の組み立てをざっくり考えるのだそうです。

たとえば月曜日は豚肉だとしたら、火曜日は魚、水曜日は鶏肉、木曜日はイカなど、シフトをつくり、バランスよく食品を回転させるのです。こうすると余りがちな食材もわかるので、次の買い物のときはその食材を少なめにする、といった買い方ができるそうです。

スーパーでは小さなカゴを使いなさい

お店では、カートではなく、手さげのカゴを持つようにしましょう。大量に食材が入るカートだと、あれも、これもとつい買いすぎてしまいます。スーパーによっては子ども用に小さなカゴがあるので、たくさん入らないように小さなカゴを使うのもオススメです。

私は**カゴを持たずに手で商品を持つ**ことがあります。こうすれば、両手で持てる分しか買えないので、余分なものが買えません。

私の友人には、**スーパーに小銭しか持っていかない**という人もいました。万一足りなかったときのために、一応クレジットカードは持参しますが、基本は手持ちの小銭だけでやりくりする。こうすれば、ムダなものは買わないので、お金の節約にもなります。

お店を大きな冷蔵庫と考える

「足りなかったらどうしよう」とか「もし買い物に行けなかったら」という不安感が強い人は、ついついたくさん買ってしまって、冷蔵庫にたくさんストックしてしまいがちです。

でも、たくさん買いこむと、食品のストックが多い「太る冷蔵庫」になってしまいます。ここは発想を変えて、**スーパーを「わが家の大きな冷蔵庫」と考えてみてはどうでしょうか。**

最近のスーパーは夜遅くまで開いていますし、深夜営業のところもあります。食材が足りなければ、〝外の冷蔵庫〟に買いに行けばいいのです。ストックをつねに自分のところに置いておく、という考え方をいったん捨ててみましょう。

たとえばビール6本を自宅の冷蔵庫に入れて冷やす必要はありません。2本だけ冷やして、どうしても飲みたくなったら、残りの4本は〝外の冷蔵庫〟を借りるという発想をするのです。電気代は向こう持ちですし、24時間３６５日、いつもぎんぎんに冷やしておいてくれるので、こんなにお得なことはありません。

最近の若い人たちの中には冷蔵庫を買わずに、コンビニを冷蔵庫がわりにしている人も多いと聞きます。〝外の冷蔵庫〟を利用して、わが家の冷蔵庫は「やせる冷蔵庫」にしておきましょう。

ガマンせずにやせる「置き換え」のコツ

ところで、買い物をするときに、気をつけてほしいのは、**同じカテゴリーの食材でも「太るもの」と「太らないもの」があること**です。

同じ買い物なら、「太るもの」より「太らないもの」を買ってきたほうが、より「やせる冷蔵庫」がつくれます。

買い物をする段階で、「より太らないもの」に置き換えてしまえば、それが冷蔵庫に入りますから、ガマンせずにやせることができます。

たとえば買い物リストに「ビール」があったとします。ビールは糖質が多いので、たくさん飲むと太ります。ですから買い物をするときにほかに置き換えられるものを探すのです。

置き換える方法は3つあります。

まずひとつめは、**サイズを小さくする**こと。いままでビールの500ミリリットル缶を買っていたのなら、ミニ缶に代えます。これだけで、摂取する糖質もアルコール分も大幅にカットできます。やせるし、健康にもいいでしょう。

2つ目は、**より糖質の少ないものに代える**方法です。

とったエネルギーのうち、使いきれない分が体脂肪になります。体内でエネルギーに変わるのはおもに糖質と脂質ですから、糖分や脂肪分を減らすと、よりエネルギーを使いきりやすくなるといえます。

ビールは種類によって糖質の量に差がありますので、いま飲んでいるものよりも少ない銘柄に置き換えましょう。

3つ目は、**似ているけれど、まったく別の食べ物に置き換える**やり方です。ビールだったら、しゅわしゅわした口当たりを楽しむ炭酸水に置き換えてみます。水ならいくら飲んでも太りませんし、ビールを飲むよりずっと健康的です。

ほかにもいろいろな食品を、よりやせるものに置き換えることができます。最初からすべてガマンするのではなく、まずは置き換えて、それから少しずつ減らしていく。この順番をとることで、無理なくダイエットをすることができます。

村山式置き換えリスト

◇ケーキ
➡ようかん、フルーツ、焼きいも

脂肪分と糖分の多い洋菓子は、「おなかいっぱい」という認識がしづらく、やめられなくなりやすい食べ物です。それよりも、脂質が少なく繊維質の多い焼きいもや、脂質の少ないようかん、フルーツなどを食べましょう。

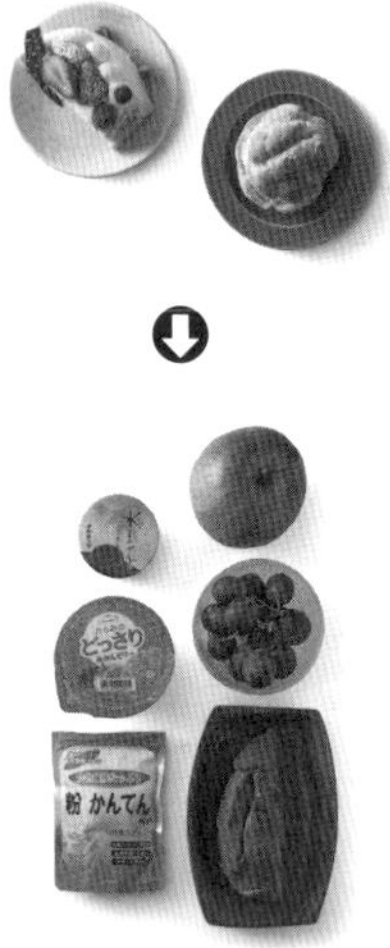

◇ミルクやチョコ系のアイス
➡シャーベット

ミルクやチョコ系のアイスは糖分と脂肪分の両方が入っています。シャーベットなら脂肪分が少なくてすみます。

◇濃縮還元ジュース
➡ストレートジュース

濃縮還元ジュースは食物繊維とビタミンが生きていないものも多いです。ストレートジュースなら食物繊維、ビタミンが多く残っているので、健康によく、代謝も促します。自分で手づくりするのもオススメです。

◇ビールや甘い飲み物 ⬇ 炭酸水、豆乳

飲み物はあまり気にせずに飲んでしまう人も多いのですが、入っている糖分やカロリーは、ちりも積もれば山となります。「のどごし」を求めているだけならば、ぜひ炭酸水をたくさん飲んでみてください。かなり満足感があります。

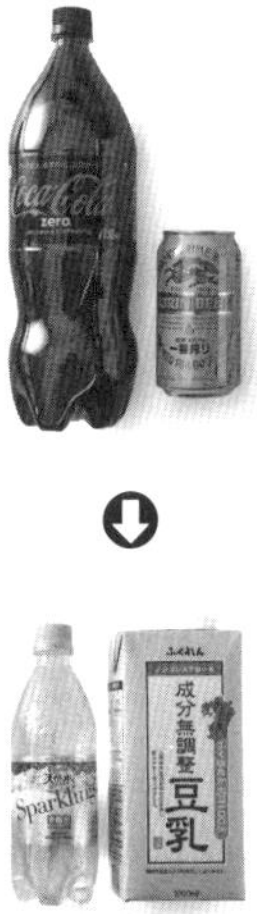

◇コーヒー加糖 ⬇ 無糖

コーヒーの加糖タイプは糖分や甘味料がたくさん入っています。無糖タイプのほうが太りません。

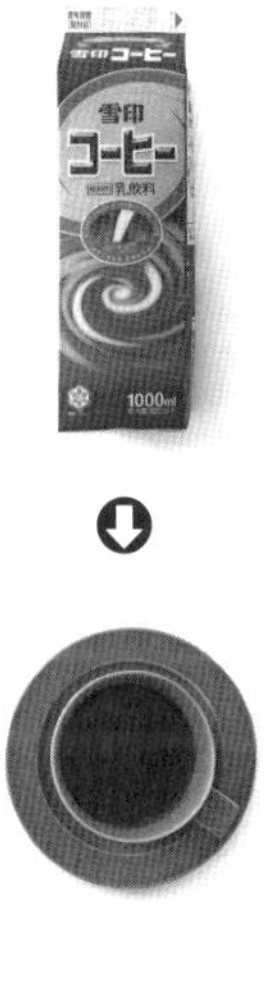

◇甘いお茶 ⬇ ティーバッグに

紅茶など甘いお茶のペットボトルや缶には糖分や甘味料がたくさん入っています。紅茶を飲みたいのなら、ティーバッグにしましょう。甘みを加えるにしても、自分でどれだけ入れるか調整できるので、糖分のとりすぎが防げます。

◇ヨーグルト加糖 ⬇ 無糖か小分けパック

ヨーグルトは脂肪分がたくさん含まれているので、加糖より無糖タイプを選んでください。たくさん食べると太りますから、

小分けパックにして、少量ずつ食べるようにしましょう。

◇牛乳 ⬇ 無調整豆乳

料理で牛乳を使うときは、できる限りこの豆乳に入れ替えましょう。牛乳は脂肪分も糖分もありますが、豆乳は低カロリーで、体にヘルシーな植物性たんぱく質です。

◇マーガリン ⬇ バター

マーガリンはトランス脂肪酸が含まれていて、体によくありません。バターのほうが高価ですが、使う量を抑えて、出費は変えないようにしましょう。

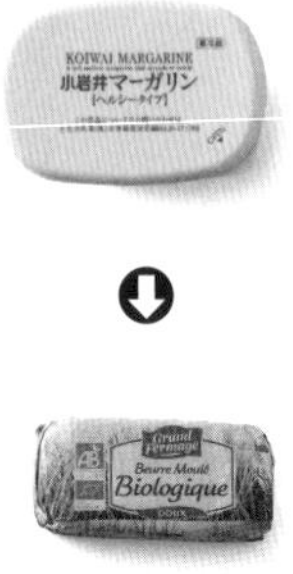

◇脂肪の多い肉 ⬇ 少ない肉

「肉」とひとくくりにしがちですが、部位によっては倍以上のカロリーになります。豚ばら肉などは避けて、赤身や鶏肉に替えるだけで、1食で100キロカロリー以上も減らすことができます。

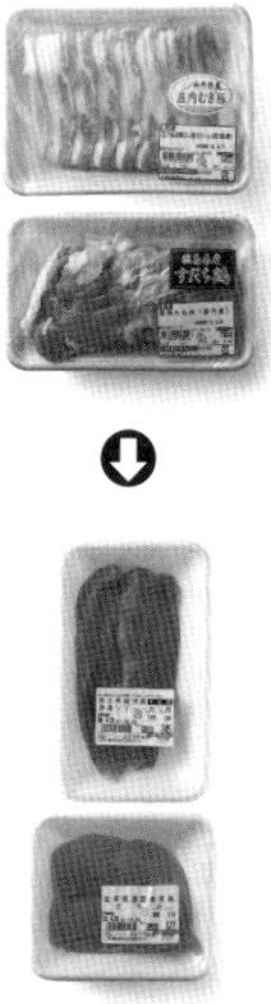

◇揚げ物 ⬇ 厚揚げ

惣菜《そうざい》コーナーの揚げ物や冷凍食品の揚げ物は、家で揚げ物をしなくてもすむので、とても便利です。ただし市販のものはいずれも高カロリーです。揚げ物がほしくなったら、厚揚げがオススメ。揚げてあるので、感覚は揚げ物に近く、食べごたえがありますが、中身はお豆腐ですから、ヘルシーです。

◇ごはんにのせる佃煮《つくだに》や明太子
⬇キムチ、梅干し、じゃこ、納豆

ごはんは糖質が多く、たくさん食べると太ります。のりの佃煮や明太子など、ごはんが進んでしまうものは、ごはんと一緒に食べるのではなく、野菜とあえるなどして食べましょう。ごはんのお供には、キムチ、梅干し、じゃこ、納豆などヘルシーな発酵食品やカルシウム食品を置き換えます。

◇焼き肉のタレ、塩⬇塩麹、だし

調味料は油分や塩分が多く、カロリーが高いものが多いのですが、塩麹やだしに油分はありません。代謝を促す働きもあるので、調味料からカロリーをとらずにおいしく食べるのにはもってこいです。

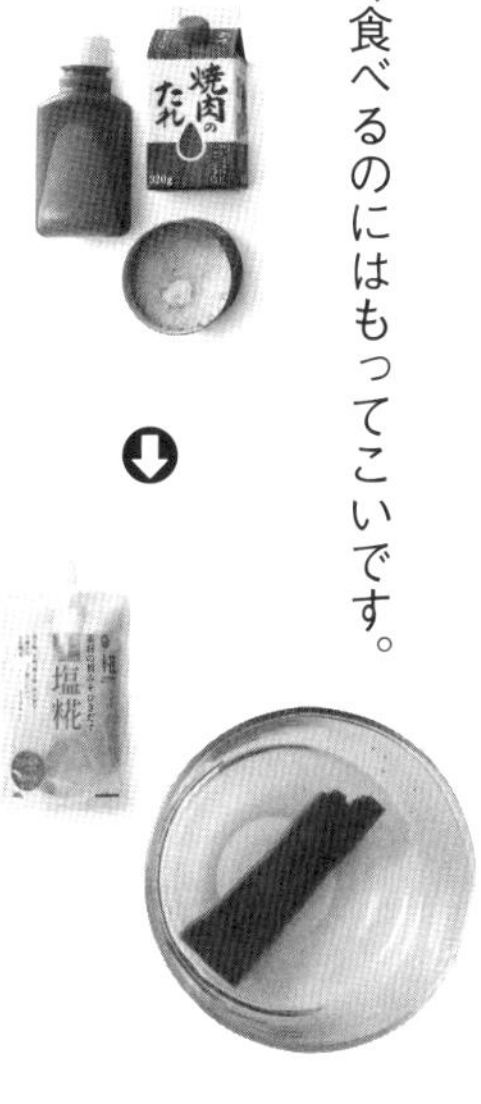

◇ドレッシング、焼き肉のタレ
⬇オイスターソース、アンチョビ、ナンプラーなど

ドレッシングや焼き肉のタレは、糖分や油分がかなり多いのに、どばどばとかけてしまいがちです。それよりも、少量でしっかりと味がつく調味料を使いましょう。

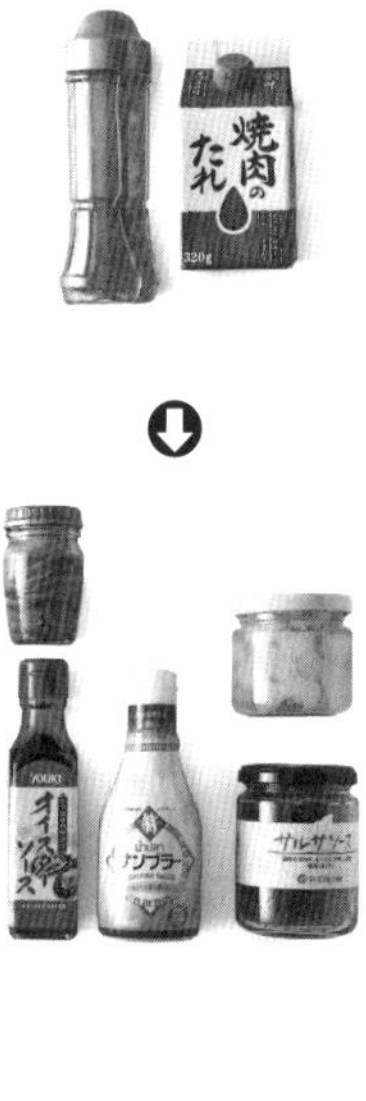

◇ソース、ケチャップ、マヨネーズ、バター

⬇小分けに

ソースやケチャップなどは、適量がわからず、なんとなくたくさん使ってしまいがちですが、小分けにすることで食べすぎを抑えることができます。

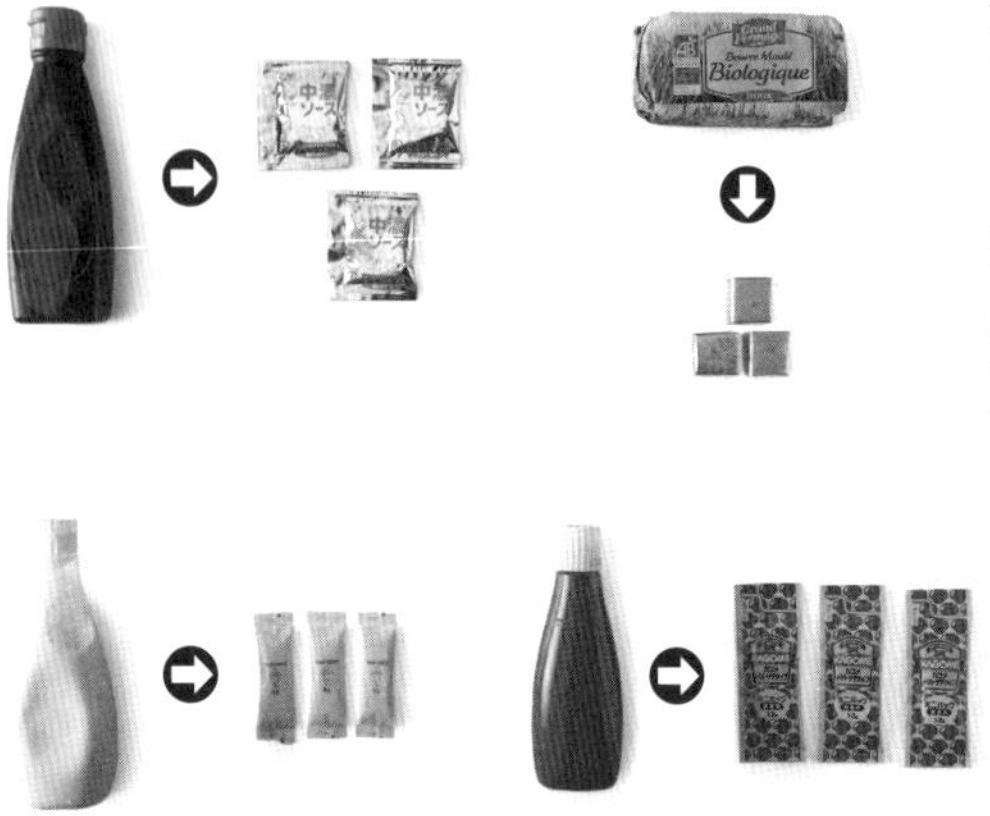

◇ラー油

⬇タバスコ、キムチ、豆板醤《トウバンジャン》、マスタード

辛みをつけたいときは、油分の少ないものを利用して、脂質のとりすぎを防ぎましょう。

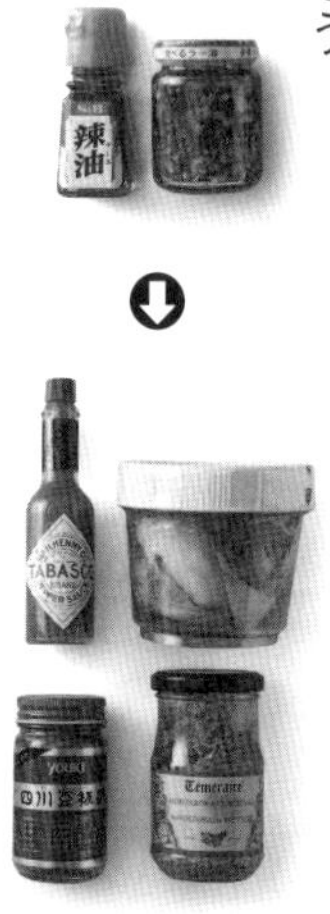

◇チーズ

⬇ゆでたまご、納豆、湯葉、ちくわ

チーズはおやつによく食べられます。栄養があるので、間食向きと思われがちですが、脂肪が多いので、太ります。間食にするなら、太らないゆでたまご、納豆、湯葉、ちくわをかわりにつまみましょう。栄養が

とれ、脂質を減らすことができます。発酵食品なら、体にもヘルシーです。

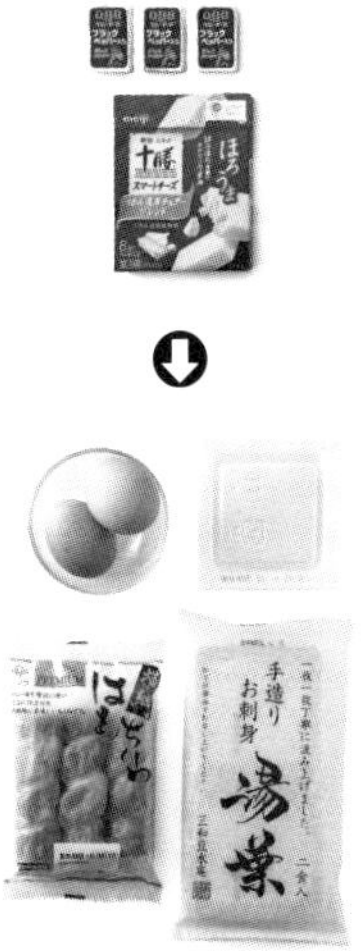

◇カレールウ ⬇ カレー粉

カレールウは油と小麦粉でできている脂肪分と糖分の塊です。カレー粉なら純粋なスパイスなので、カレーをつくるときは、カレールウではなく、カレー粉で。

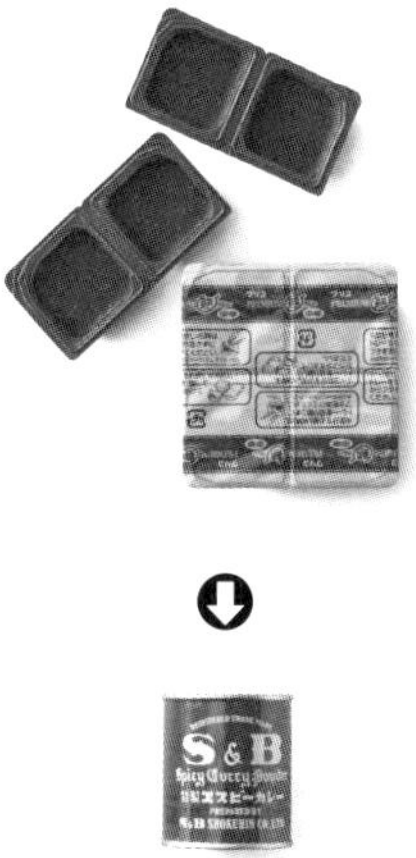

◇〇〇粉 ⬇ 小麦粉に

てんぷら粉、から揚げ粉、お好み焼き粉などいろいろな種類の粉があります。でも粉はみな糖質です。たくさんの種類があっても全部使いきれずに余ってしまうので、小麦粉で代替します。

◇パスタ ⬇ しらたき

パスタを食べるときは、⅓から⅔をしらたきに代えてみましょう。しらたきだけだと満足感が薄いのですが、最後にパスタの食感と味が残ることで、かなり満足感が得られます。

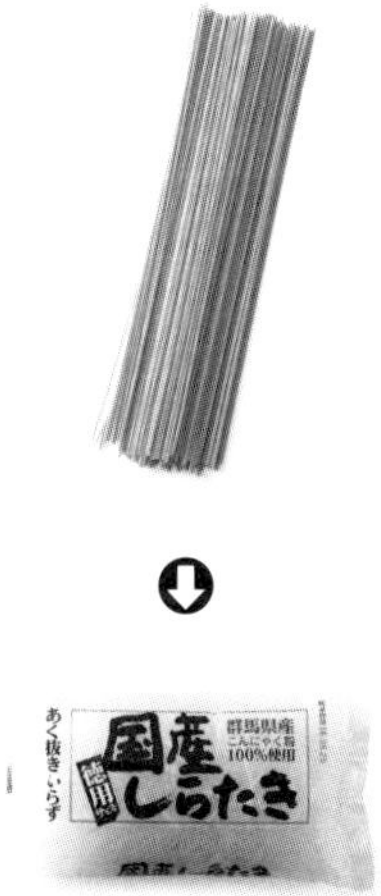

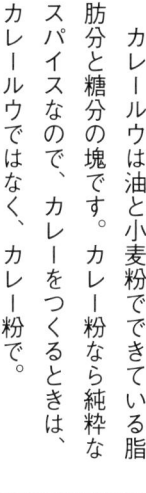

「どこに置くか」を考えて買えば太らない

お店に入って、タイムセールをやっていたり、特売で思いがけず安く売られているものを見たりすると、つい手が伸びてしまうことがあります。でも、そこは一度冷静になって立ち止まることが大切です。

私は、タイムセールや特売は「またやるから」と自分に言い聞かせるようにしています。いま、ここで買わなくても、次の機会が絶対にあります。必要だったら、そのとき買えばいいのです。

それに、お買い得商品が必ずしもお買い得であるとは限りません。必要ないのに買ってきて、すぐ食べなければ、栄養価も味も落ちてしまいますし、必要以上に食べたら太ります。最悪の場合、食べきれなくて捨てるはめになるかもしれません。それでは〝お買い得〟とはいえませんよね。

多く買った場合は、買ってきたものをその日に調理するなり、食べられる直前まで下処理して「ワンステップメニュー」にしてから、冷凍室に入れるようにしています。

絶対やってはいけないのは、買ってきたものをそのまま冷蔵庫の中に放りこむこと。収納と同じで、「とりあえず入れる」を許してしまうと、定位置がとんどん崩れていきます。

ちゃんと分類して定位置に置くか、「すぐ使うゾーン」に置いて、早めに使うか、あるいは下処理して冷凍室におさめるか。とにかく冷蔵庫を予定外のものでごちゃごちゃさせてはいけないのです。

結局、余分に買ってきても、下処理して冷凍することを考えると、面倒くさくなってきます。買うだけなら簡単ですが、その先のことまで考えると、買いたい気持ちにブレーキがかかるのではないでしょうか。

「買おうかな」と迷ったときは、「冷蔵庫の中に置き場所があるだろうか」「今日中に食べられるだろうか」「下処理している時間はあるだろうか」など、アウトプットを考えることが大事です。

買ったものを冷蔵庫に入れて、初めて買い物は完了する

買い物には帰ってきたあとの時間、プラスアルファも必要です。

というのも、**「やせる冷蔵庫」にするには、ゾーン分けがもっとも大事だからです。せっかく「やせるもの」を買ってきても、それを決められた場所に戻さなければ、冷蔵庫の中はごちゃごちゃになって、「やせる冷蔵庫」になりません。**

つまり「やせる買い物」は、買ってきたものを分類して冷蔵庫に入れるまで。そこまでやって初めて完成するのです。

ものによっては、「ワンステップメニュー」まで加工して冷凍室に入れなければならないものもあります。

そうした時間も見越して、買い物に行く。これができれば、あなたも「やせる冷蔵庫マスター」になれます。

これが「やせる冷蔵庫」のすべてです。いかがでしたか？

少し面倒に感じるところもあるかもしれません。でも、これをやるだけで、運動せず、食事のガマンもせずに、やせて健康的な体を簡単に手に入れられます。

これまでダイエットが続かなかった人からも、「これならできる」という声がたくさん届いています。

あなたもぜひ、「やせる冷蔵庫」で、やせた体とスッキリした冷蔵庫を手に入れてみてください。きっと人生が変わるはずです。

やせる買い物
❸つのポイント

❶ 買い物と「やせる冷蔵庫」はワンセット

❷ 「2回メモ」をつくる

❸ 買い物プラスアルファの時間を考える

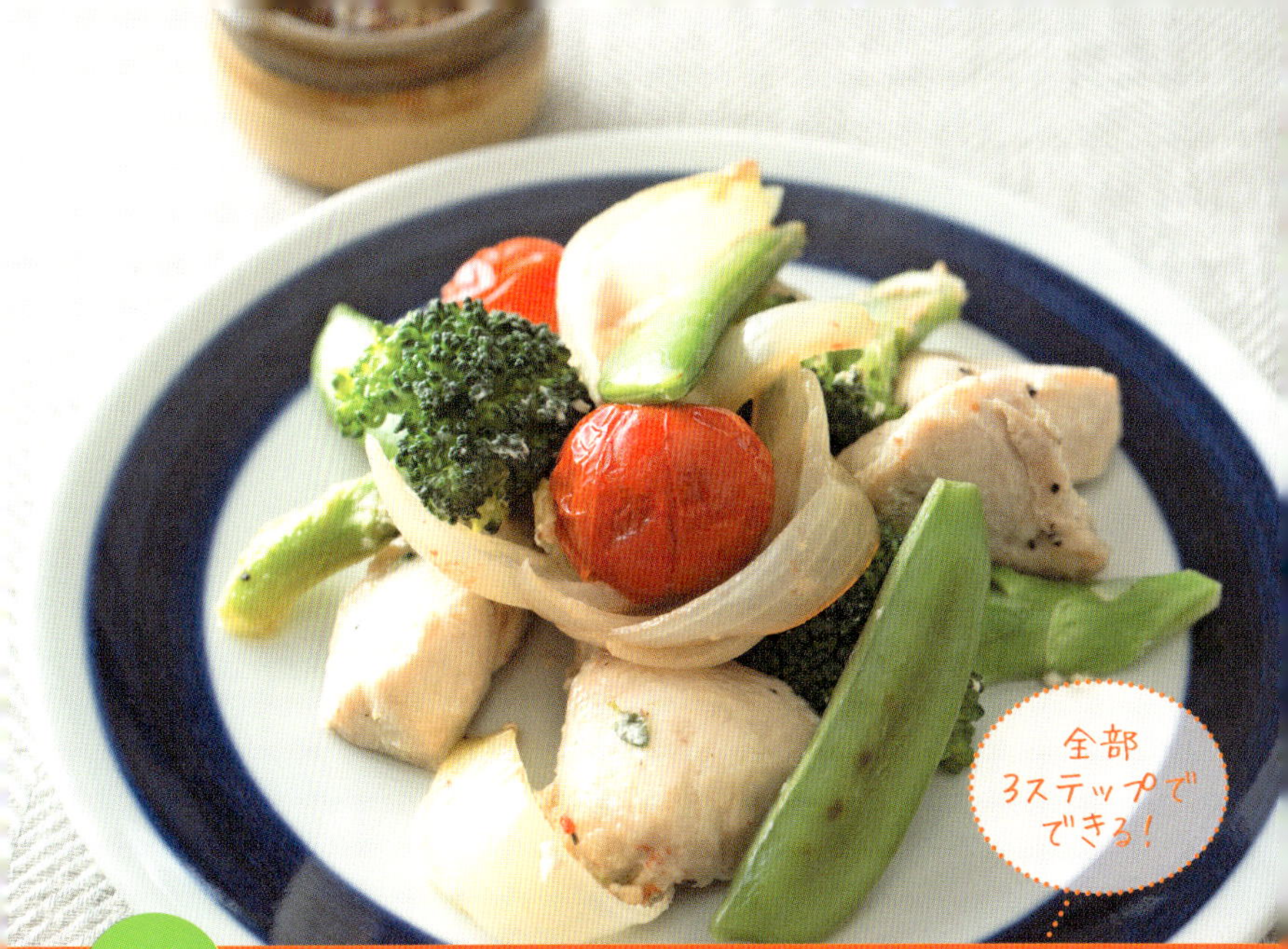

お肉の部位を替えるだけでカロリーdown

鶏むね肉のハーブ蒸し

鶏もも肉
皮つきに比べて
カロリー半分

ハーブの
うまみで
塩分down

材料(2人分)

鶏むね肉(皮なし)		220g
にんにく		1片
A	EXVオリーブオイル	大さじ1と½
	ローズマリーなどのハーブ	2本ほど
	レモン汁	大さじ1
	塩・こしょう	適量
プチトマト		4個
ブロッコリー花蕾《からい》と花茎《かけい》		4～5個
玉ねぎ		中¼個
スナップエンドウ		6さや
粒マスタード		(お好みで)

つくり方

❶鶏むね肉を一口大に切り、フォークで穴をあける。にんにくは薄切りにする。保存袋に❶とAを入れ、約30分つけこむ。

❷プチトマトはヘタをとり、ブロッコリーは大きめのものは半分に切り、玉ねぎはくし形切りに、スナップエンドウは筋をとる。フライパンにすべての材料を入れ、中火で約6分蒸し焼きにしたら完成。

この状態で
冷凍すると
便利!

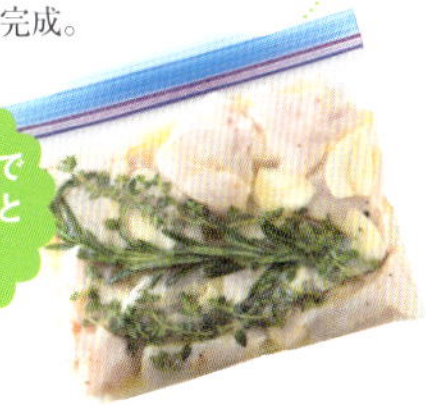

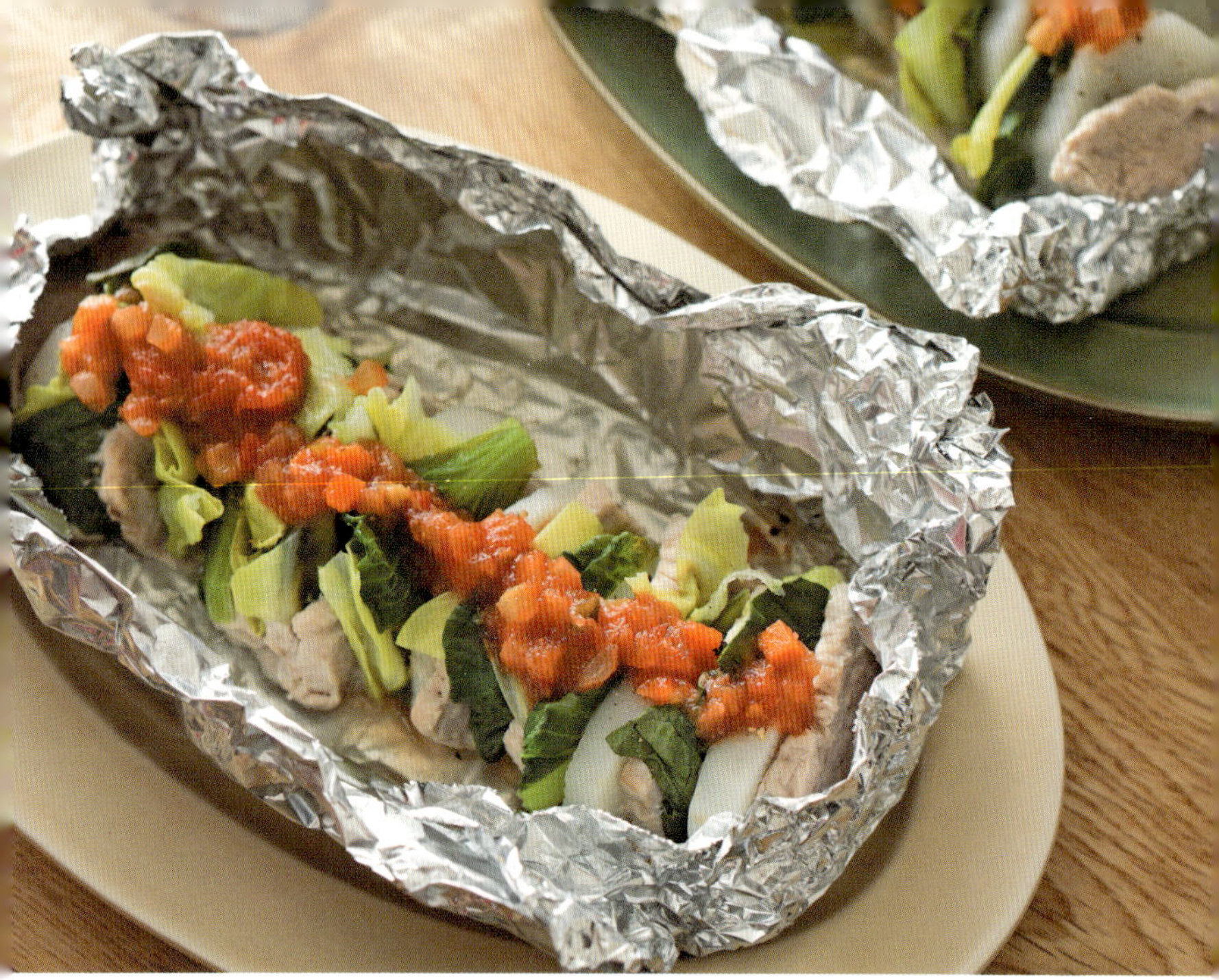

サルサソースやポン酢で食べれば、脂質down

豚肉のホイル包み

ばら肉はNG!

材料(2人分)

豚赤身肉(ヒレ・ロースなど)……250g
山いも……200g
小松菜……1株
キャベツ……½～1枚
塩・こしょう……適量
サルサソース……適量

ポン酢でもカロリーoff

つくり方

❶豚肉に塩・こしょうをする。山いも、小松菜、キャベツを肉と大きさをそろえて切り、ホイルに順に並べ入れ、ホイルを閉じる。

❷フライパンに水300㎖(分量外)を入れ、❶のホイルを置き、中火で12～13分蒸す(水がなくなりそうになったら足す)。

❸サルサソースをかける。

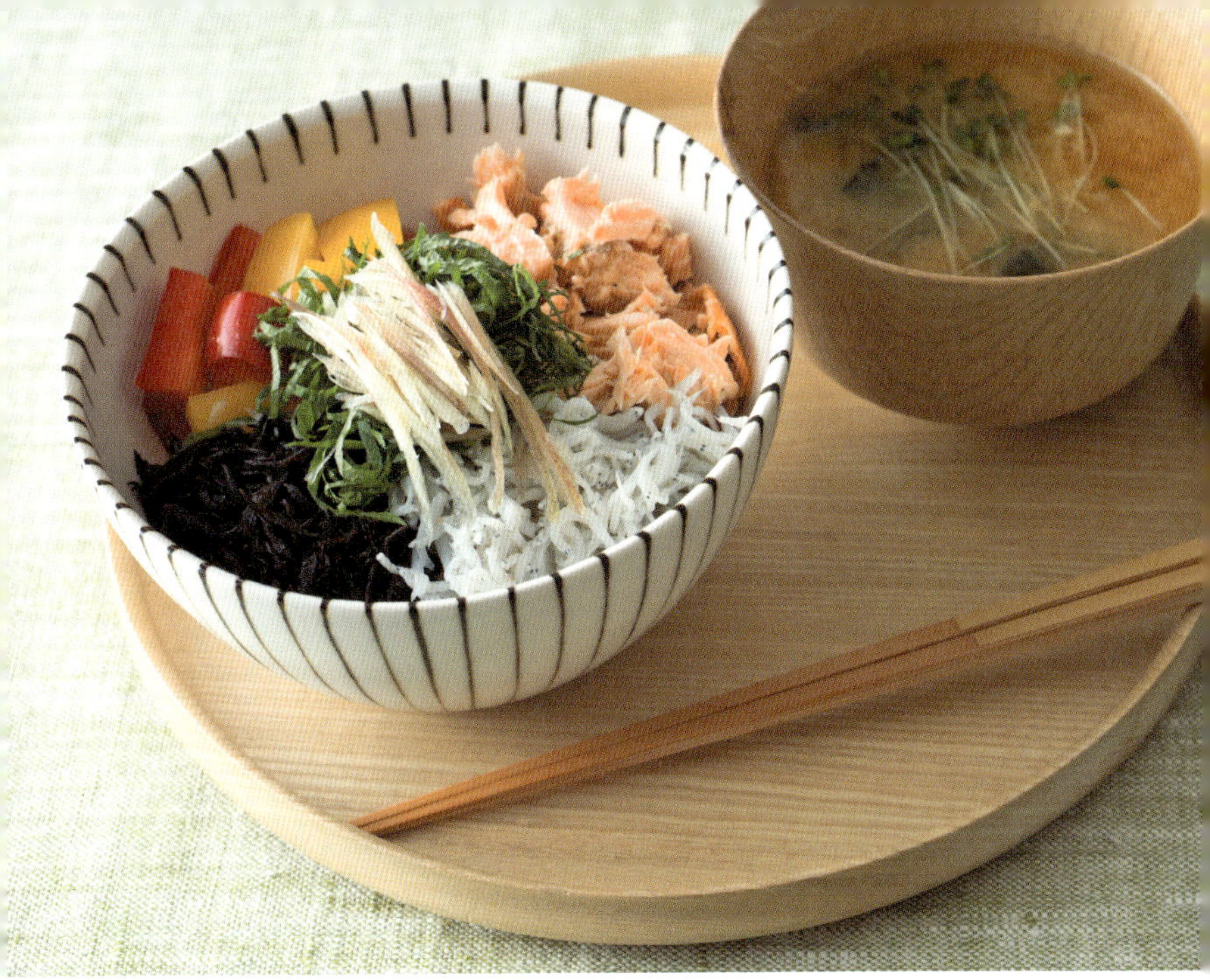

調味料なしでもしっかりおいしい

鮭そぼろのカラフル丼

材料(2人分)

ごはん	2人分
鮭	2切れ分
乾燥芽ひじき	大さじ1
しらす	大さじ3
黄パプリカ	1/6個
赤パプリカ	1/6個
大葉	5枚
みょうが	1/2本

薬味で代謝UP

つくり方

❶鮭をグリルで焼き、細かくほぐす。大葉とみょうがは細切りに、パプリカは1.5cm角に切る。芽ひじきは水でもどす。

❷器にごはんをよそい、すべての材料をのせて完成。

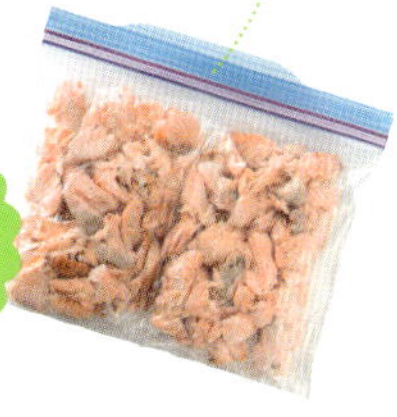

この状態で冷凍すると便利!

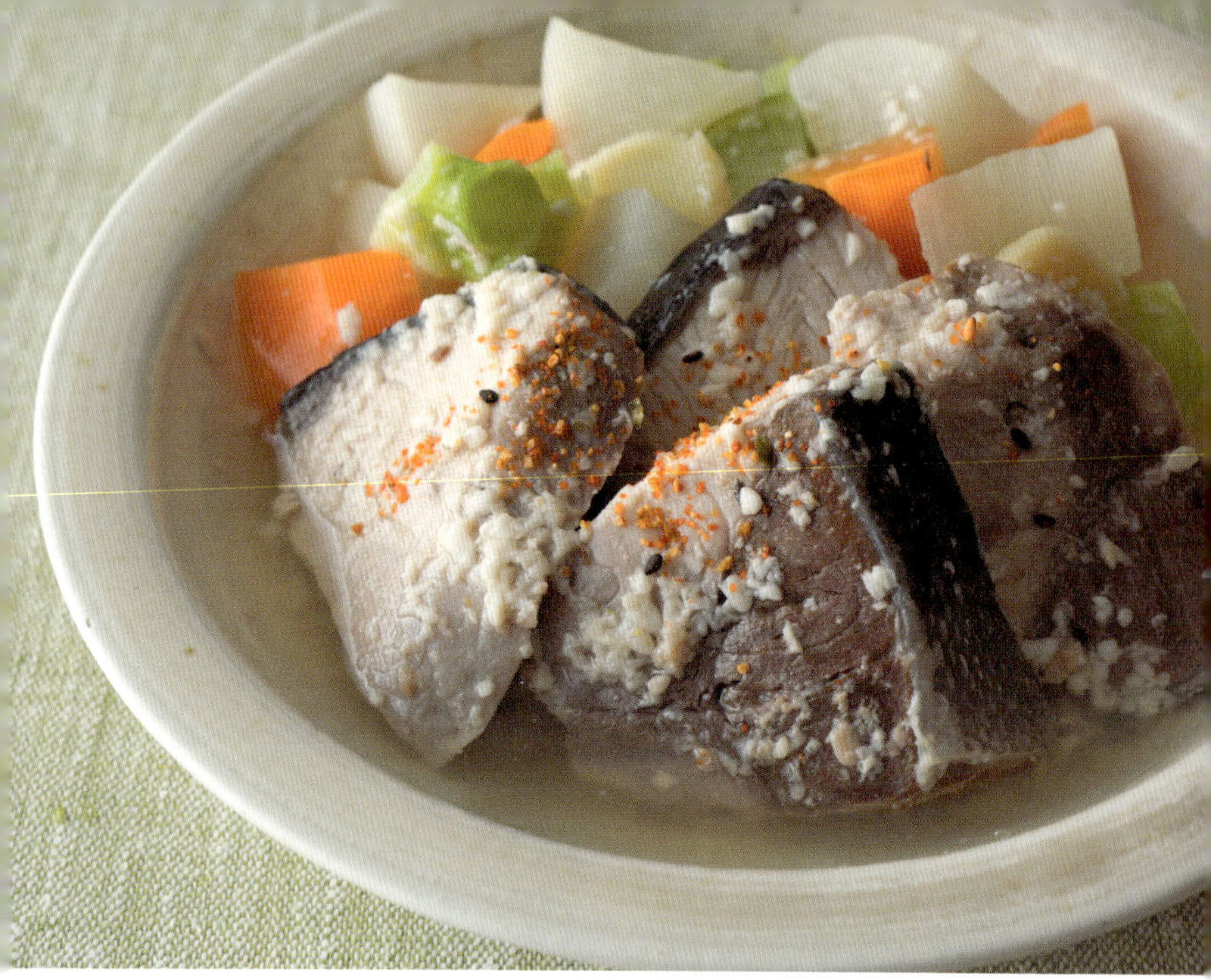

魚＋塩麹＋野菜のヘルシーごはん

ぶりの塩《しお》麹《こうじ》煮

材料（2～3人分）

ぶり……2切れ（200g）
大根……200g（8㎝）
にんじん……100g（½本）
ブロッコリー茎……½本
しょうが……ひとかけ
塩麹……大さじ2
（魚用大さじ1、煮物用大さじ1）
だし……200㎖
酒……100㎖
みりん……大さじ2
七味……適量

うまみup、塩分down

つくり方

❶ぶりを½に切り、塩麹に2時間以上つける。大根とにんじんとブロッコリー茎は3～4㎝の乱切りに、しょうがは薄切りにする。

❷七味以外のすべての材料を鍋に入れ、落としぶたをし、中弱火で約15分煮込む。

❸器に盛り、七味をかける。

この状態で冷凍すると便利！

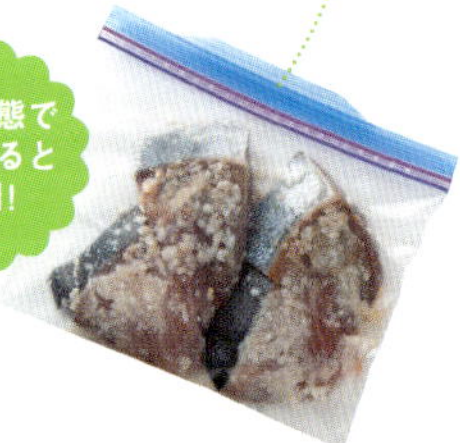

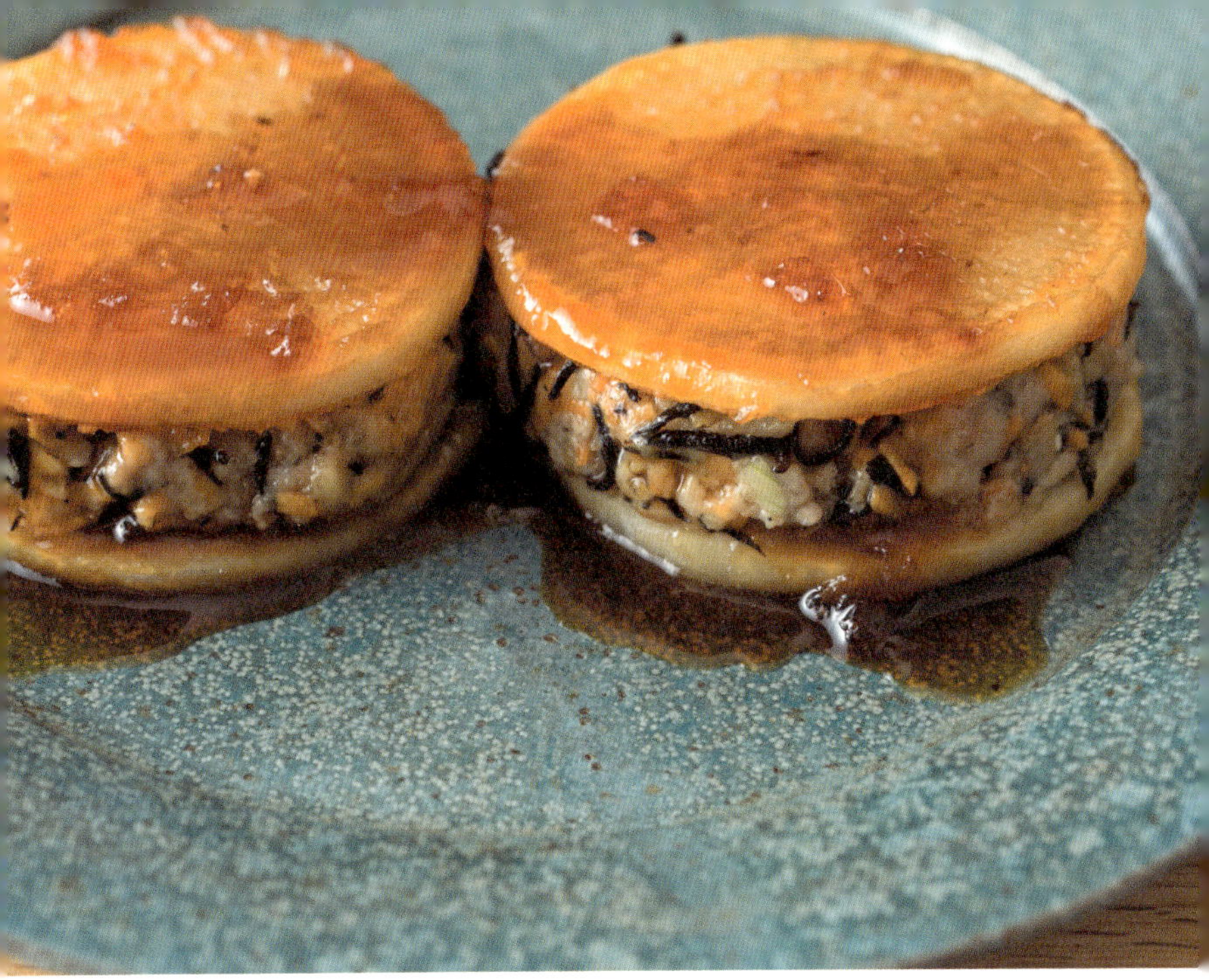

大根でボリュームUP！

大根のはさみハンバーグ

材料（2人分、大4個）

大根の直径が大きい部分…0.6cm×8枚

鶏肉にするとよりカロリーダウン

A	豚ひき肉	180g
	にんじん	50g（¼本）
	玉ねぎ	40g
	乾燥芽ひじき	大さじ1
	こしょう	少々
	片栗粉	適量
B	しょうゆ	大さじ3
	酒	大さじ3
	みりん	大さじ2

つくり方

❶大根は葉っぱ側の厚いところから0.6cmに切り出し、皮をむく。芽ひじきは水でもどしておく。にんじんと玉ねぎはみじん切りにする。

❷ボウルにAの材料をすべて入れ、よく混ぜてタネをつくる。タネを4つに分け、大根の大きさに合わせ成形する。大根の両面に片栗粉を薄くまぶし、タネを大根ではさむ。

❸フライパンに並べ入れ、中火で裏表3分ずつ焼く。焼き色がついたら、ふたをして弱火で7～8分ほど蒸し焼きにして、最後にBを加えて煮詰めたら完成。

村山流ベジタブルミックス

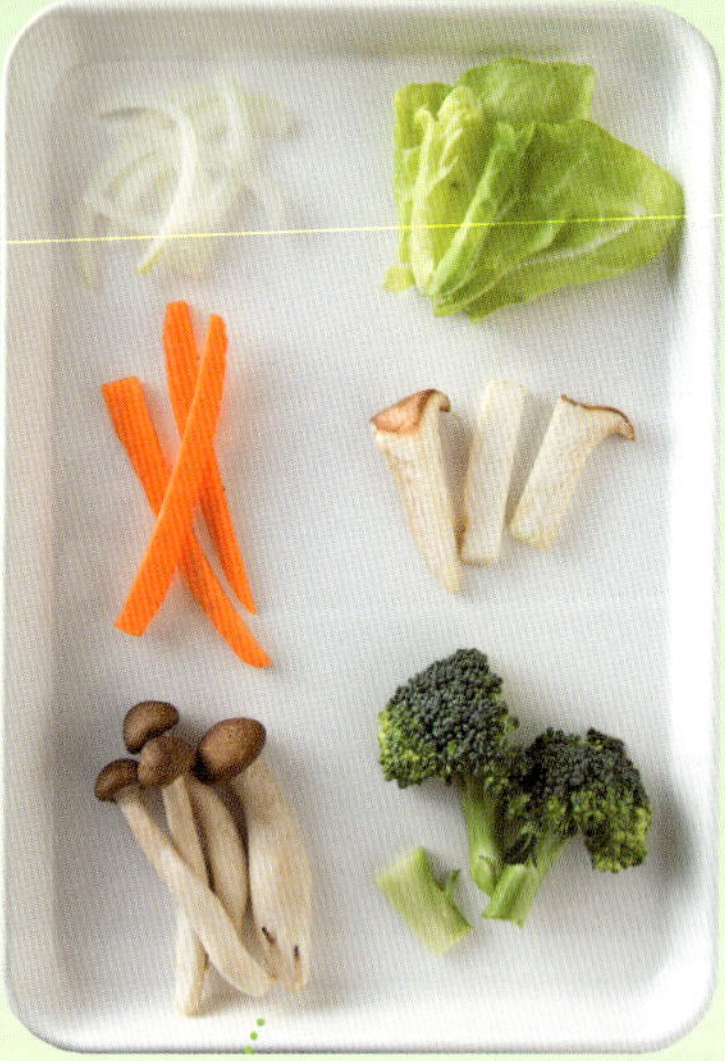

材料(保存袋大1袋分)

キャベツ……200g(3枚)
にんじん……100g(½本)
ブロッコリー
……½株(茎も一緒に入れる)
玉ねぎ……中½個
エリンギ……1本
しめじ……½袋

つくり方

❶すべての野菜を、大きさをそろえて切る。
❷よく混ぜてから、保存袋に入れる。

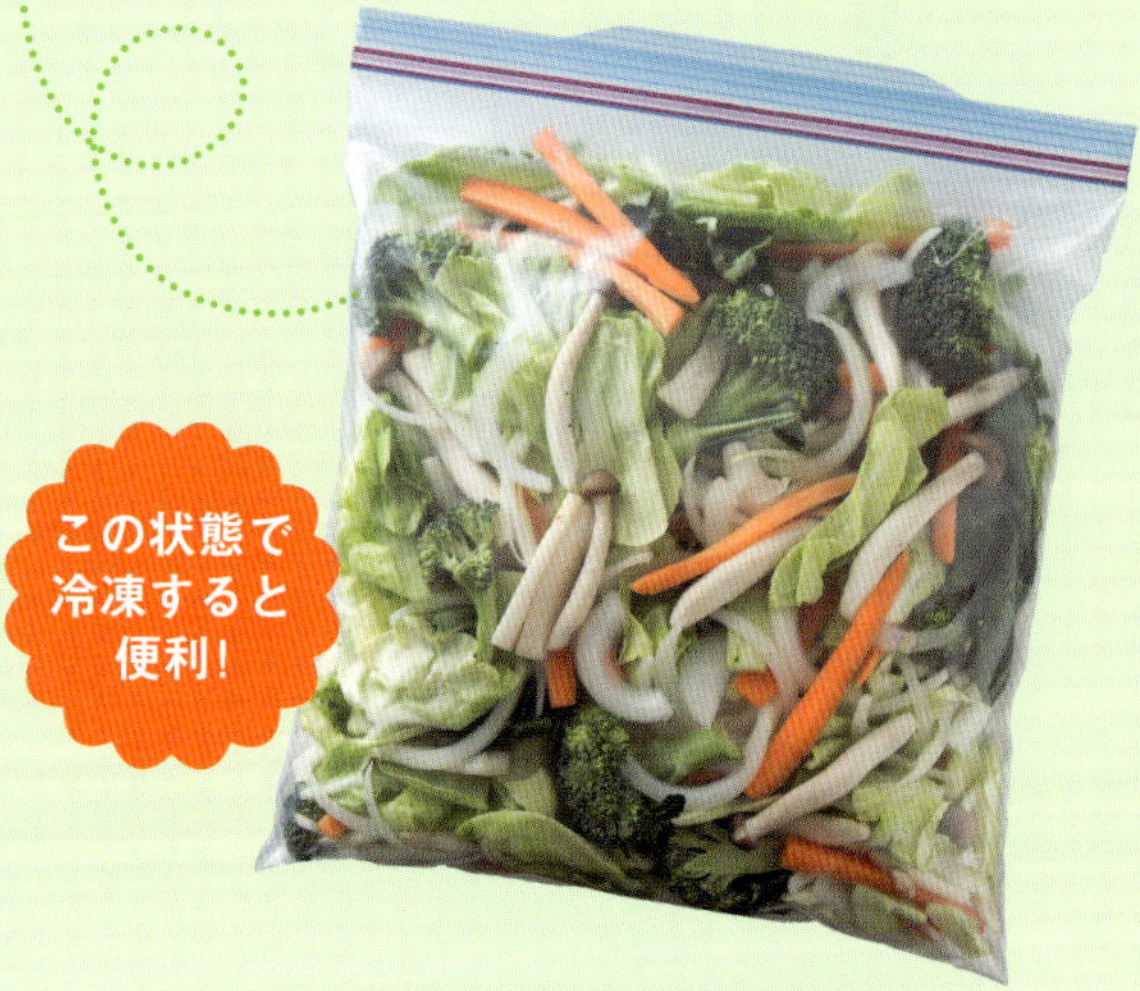

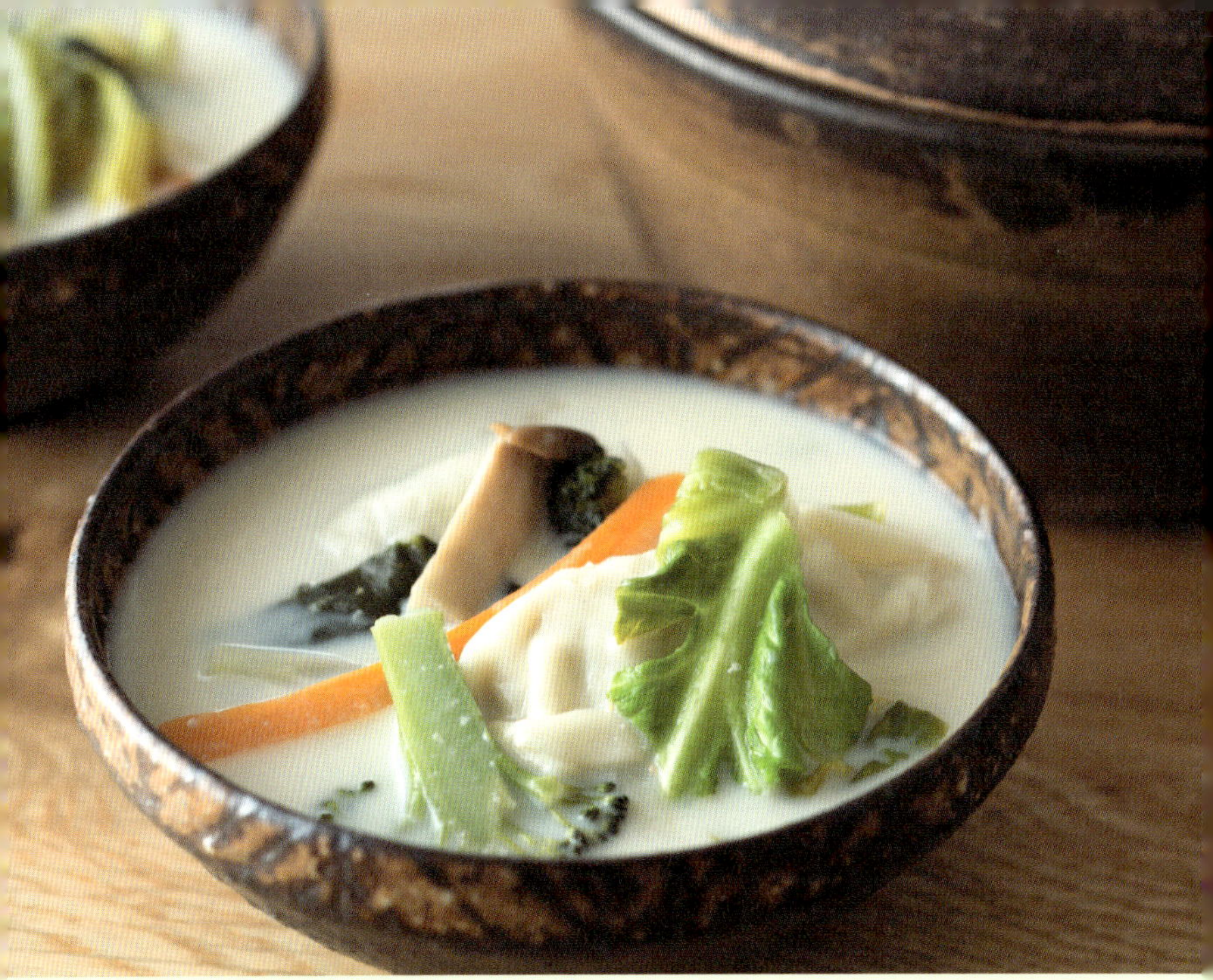

村山流ベジミックスでつくる

豆乳うまみ鍋

材料（2〜3人分）

冷凍餃子《ギョーザ》……10個
村山流ベジミックス（冷凍）……300g（約½袋）
昆布だし……400mℓ
豆乳……400mℓ
みそ……大さじ2
酒……大さじ1
みりん……大さじ1
塩……ひとつまみ

つくり方

❶豆乳以外のすべての材料を鍋に入れ、全体に火が通るまで中火で煮込む。最後に豆乳を加えて完成。

豆乳を入れてから沸騰させると分離するので注意

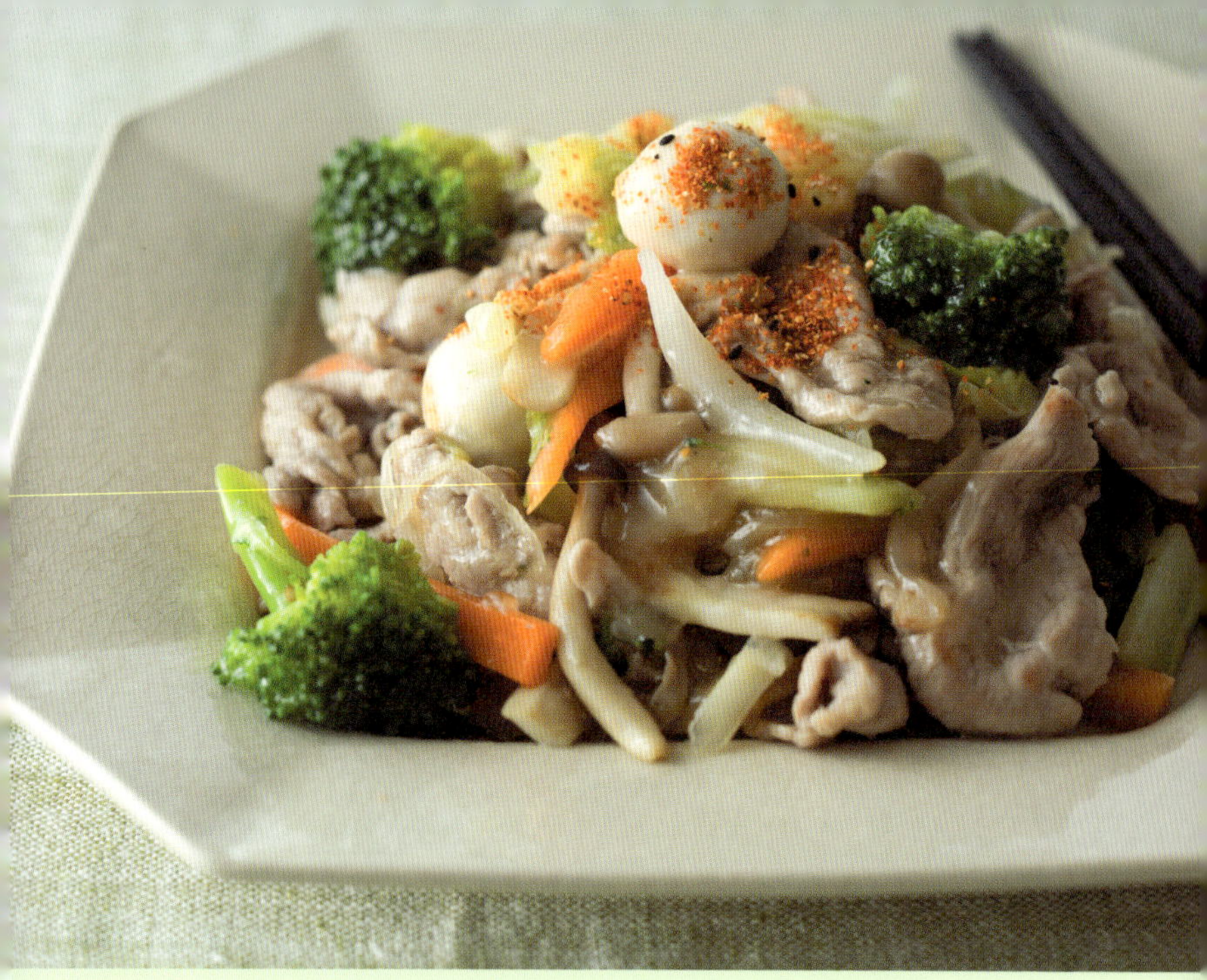

村山流ベジミックスでつくる

洋風八宝菜

材料（2人分）

赤身肉で
カロリーoff

豚赤身肉……170g
村山流ベジミックス（冷凍）
……250g（約5つかみ分）
うずらのたまご（ゆで）……6個
酒……大さじ1
水……60mℓ
コンソメ……小さじ2
片栗粉……大さじ1（＋水大さじ2）
七味……適量

つくり方

❶フライパンに七味と片栗粉以外のすべての材料を入れ、中火で炒める。全体に火が通ったら火をとめて、水溶き片栗粉を入れて混ぜる。七味をふって完成。

ストックトマトソース

材料（保存袋小2袋分）

トマト缶……………………… 1缶（400g）
玉ねぎ ……………………………… 小1個
にんにく …………………………… 2片
EXVオリーブオイル ………… 大さじ2
塩麹 ……………………… 大さじ1と½
ローリエ …………………………… 1枚
昆布だし …………………… 50～70mℓ
バジルやオレガノなどのハーブ…適量

うまみup、
塩分down

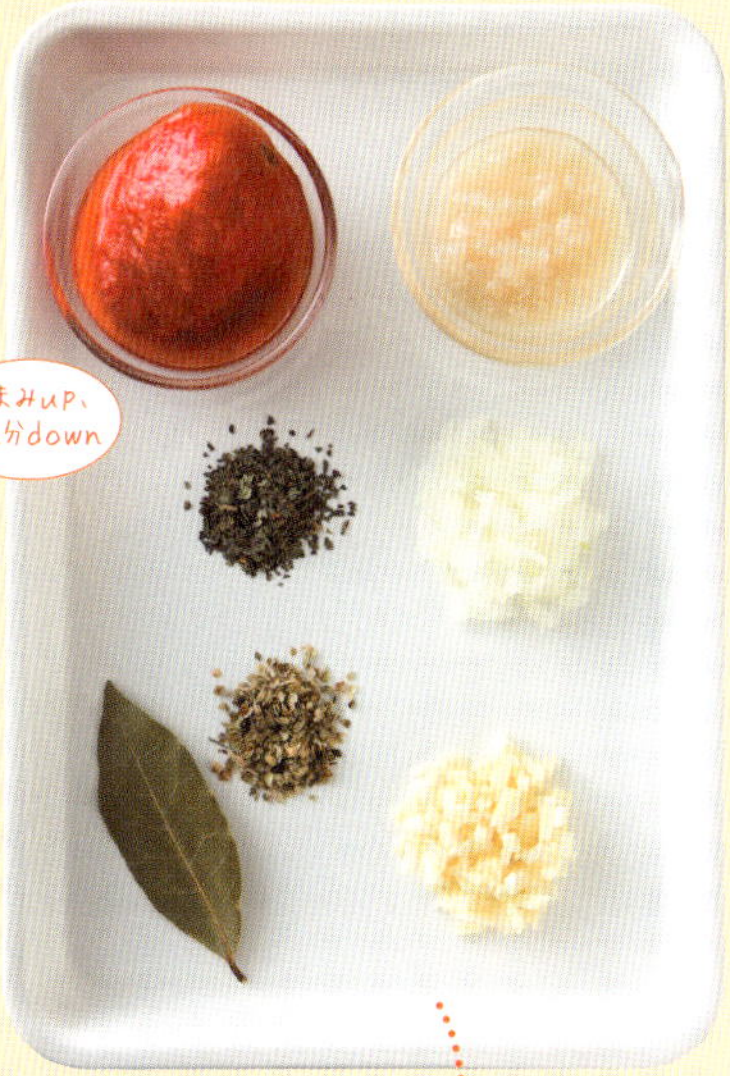

つくり方

❶にんにくと玉ねぎをみじん切りにする。
❷オイルをひいたフライパンに、にんにく・玉ねぎの順番に入れ、玉ねぎがすき通るまで炒める。トマト缶、ローリエ、ハーブ、昆布だし、最後に塩麹を加え中火で約12分煮込んだら完成。

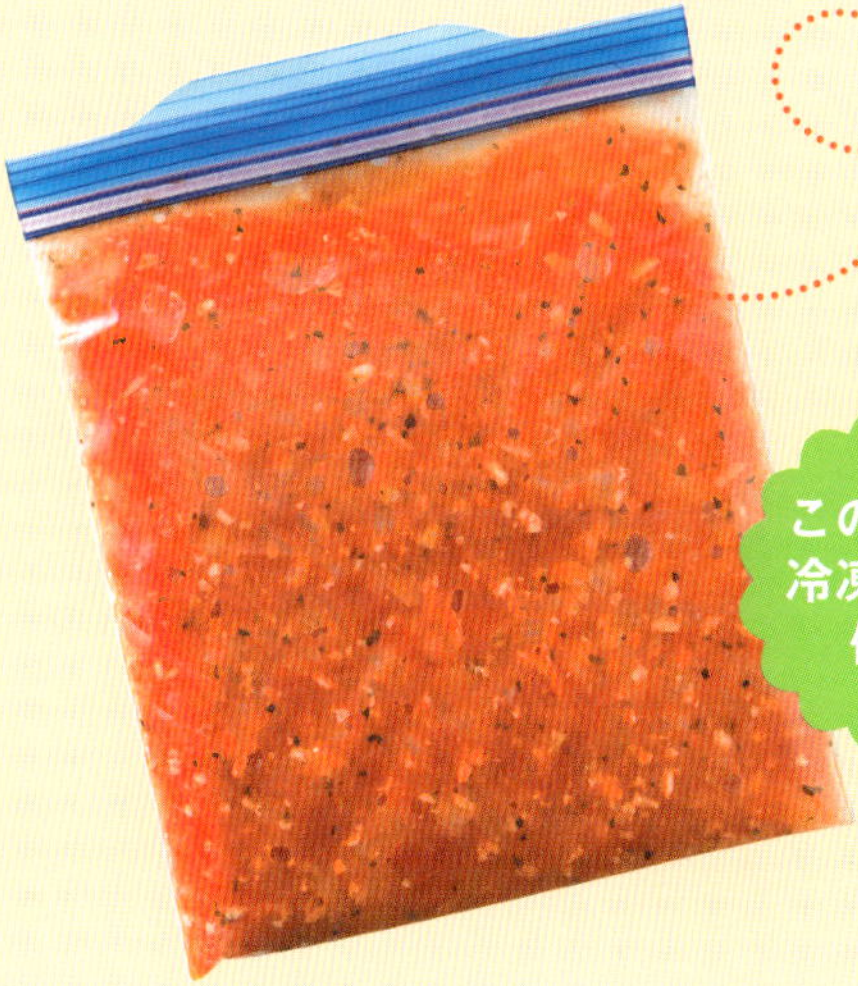

この状態で
冷凍すると
便利！

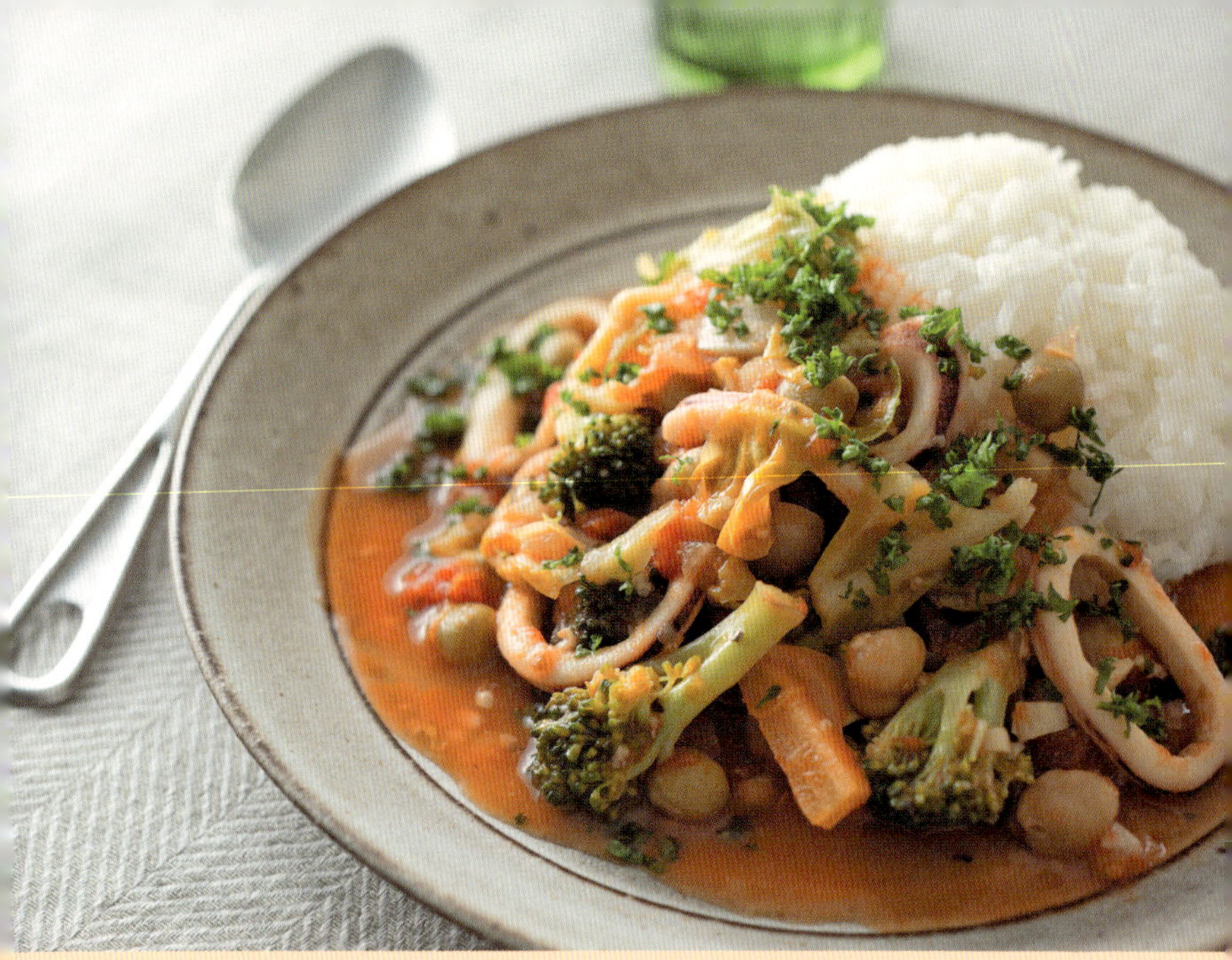

ベジミックス × ストックトマトソースでつくる

うまみたっぷりイカと豆ときのこのトマトソース煮ごはん

材料（2人分）

ごはん……2人分
冷凍トマトソース……1袋（常温にもどしておく）
イカ……100g
村山流ベジミックス（冷凍）…100g（約2つかみ）
ミックスビーンズ……60g
昆布だし……30〜50mℓ
アンチョビ……1〜2本
パセリ……適量

やせる食材
1本にすると塩分cut

つくり方

❶イカは輪切り、アンチョビとパセリはみじん切りにする。
❷フライパンにパセリ以外のすべての材料を入れ、イカに火が通るまで、中火で約5分煮込む。
❸器に、温めたごはんと❷を盛りつけ、パセリをかける。

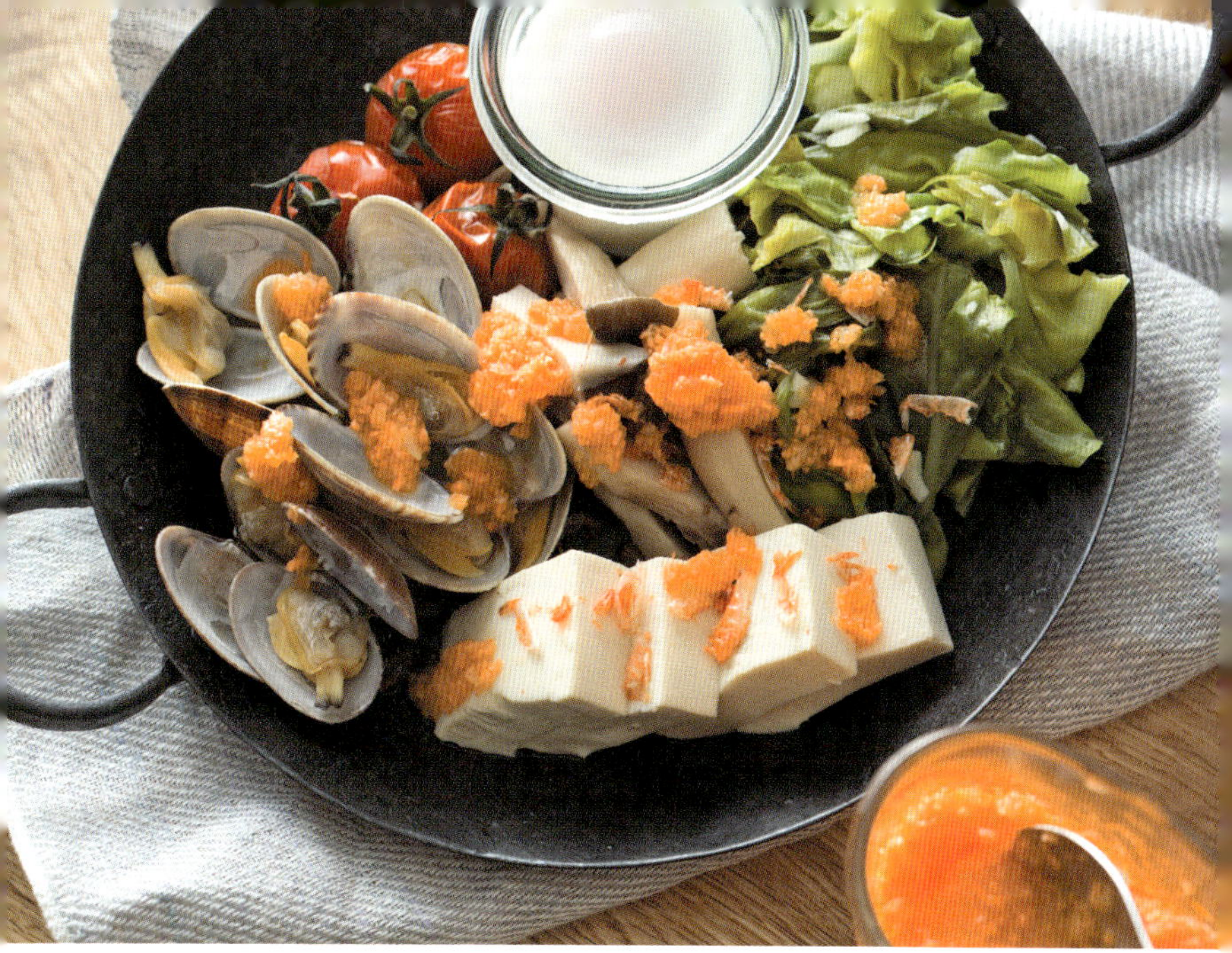

やせる食材をおいしいソースで食べる

常備食材残り物のたっぷり蒸し にんじんソース添え

絹ごしにするとよりカロリーdown

材料(2～3人分)

キャベツ(もしくは白菜)……200g(2～3枚)
木綿豆腐……150g
ミニトマト(もしくは赤パプリカ)……6個(1/3個)
あさり(砂抜き)……200g
エリンギ……2本
たまご……2個
にんにく……1片
桜えび……適量
水……60mℓ
酒……60mℓ

にんじんソース
にんじん……80g(小1/2本)
玉ねぎ……中1/8個
酢……大さじ2
鶏ガラスープの素……小さじ1と1/2
EXVオリーブオイル……大さじ2
はちみつ……小さじ1
塩……少々

つくり方

❶キャベツはざく切り、豆腐はさいの目切り、エリンギは食べやすい大きさに切り、にんにくはみじん切りにする。桜えびはくだく。たまごをココットに割り入れる。
❷にんじんソースをつくる。にんじんと玉ねぎはすりおろし、すべての材料を混ぜる。
❸フライパンにソース以外の材料をすべて並べ入れ、ふたをして、強火にかける。沸騰したら中弱火にして、約10分蒸す。

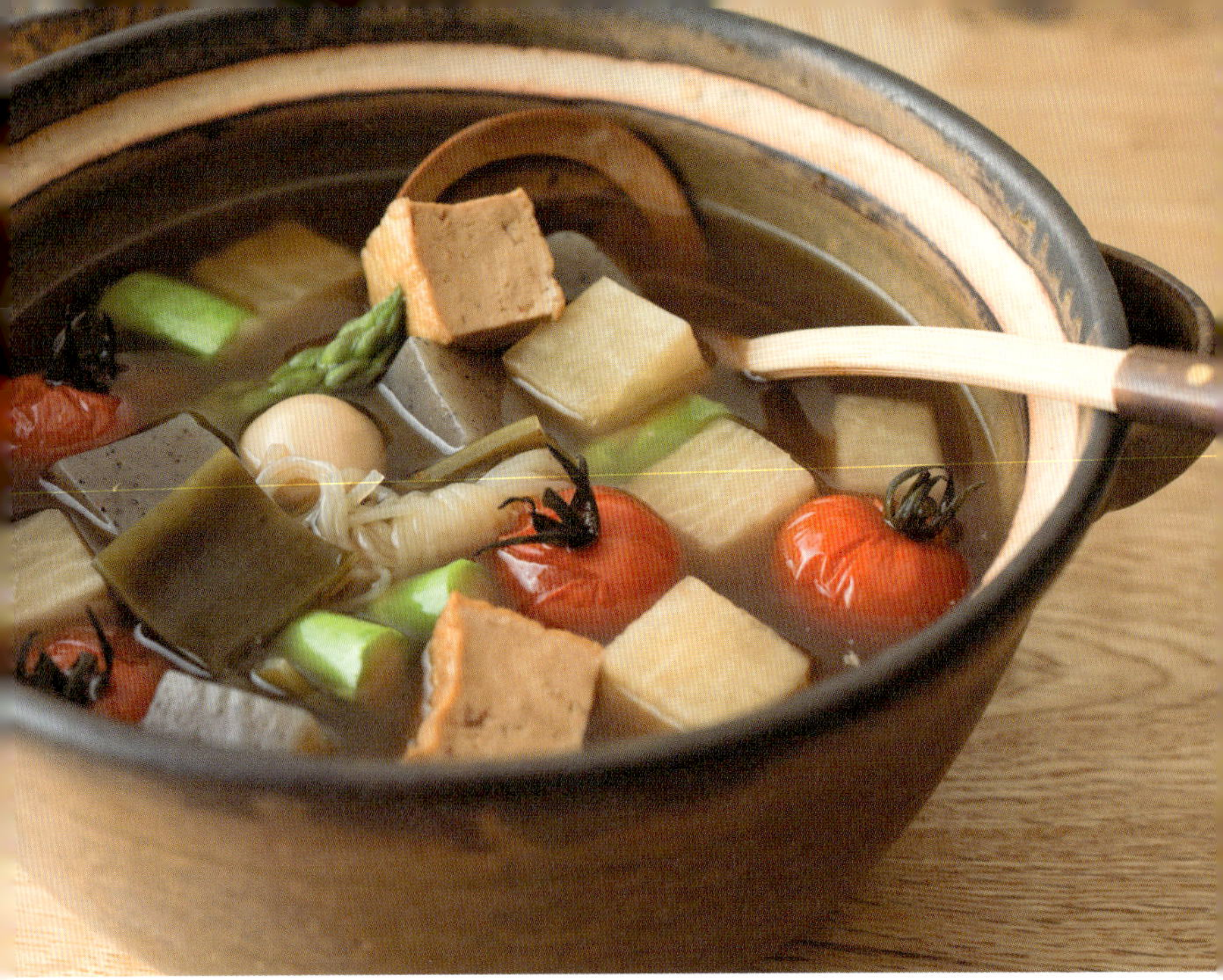

やせる食材たっぷり！

時短キューブおでん

やせる食材

材料（2～3人分）

こんにゃく……100g
しらたき（結んであるもの）……60g
厚揚げ……100g（½枚）
うずらのたまご（ゆで）……6個
大根……150g
アスパラガス……2本
ミニトマト……4個
昆布だし……800mℓ
オイスターソース……大さじ1
塩……大さじ½

つくり方

❶こんにゃく、厚揚げ、大根、昆布だしの昆布は2㎝角に切る。アスパラガスは2㎝に切る。

❷アスパラガス以外の材料を鍋に入れふたをし、弱火で20～30分煮込む。アスパラガスは残り3分になったら加える。

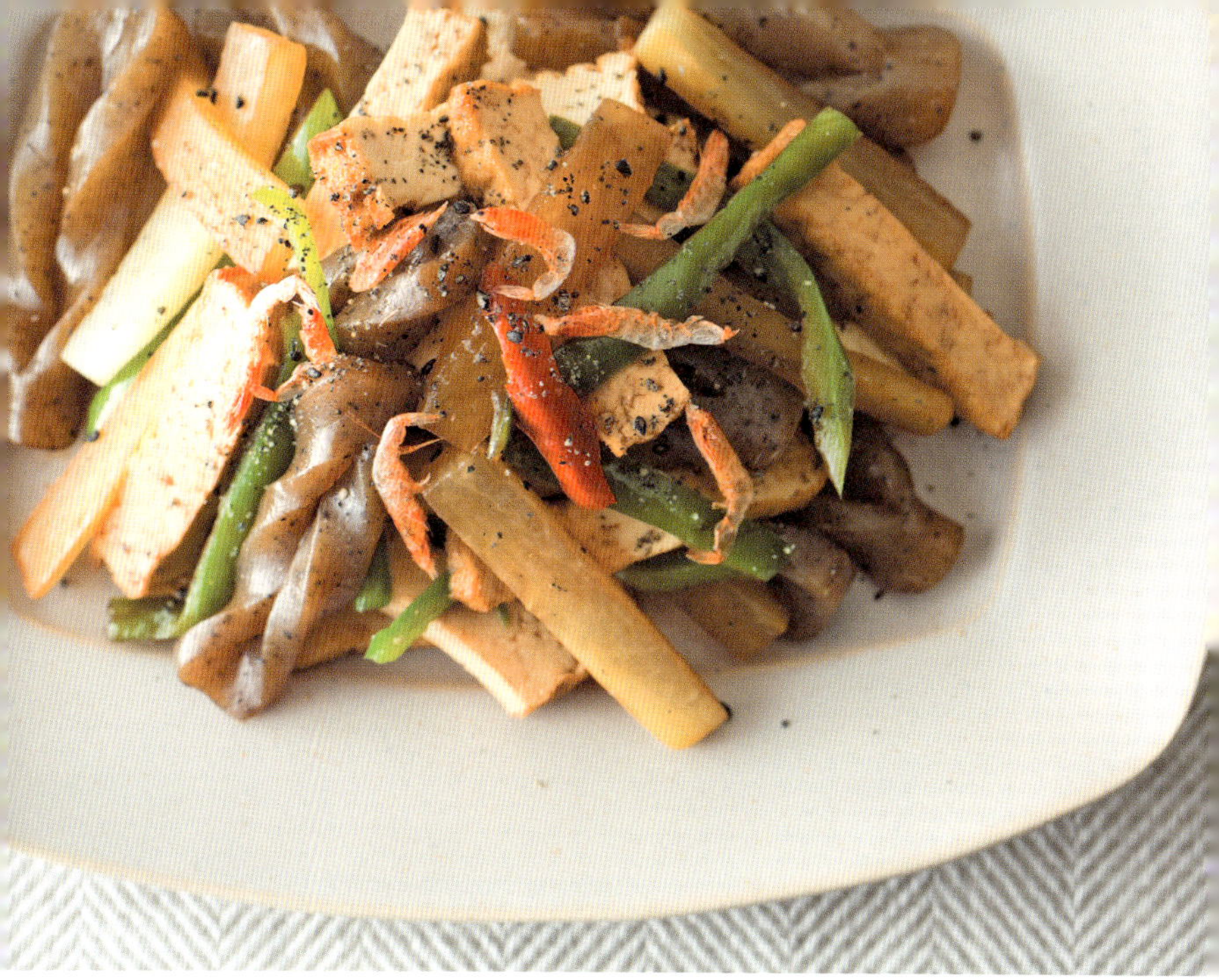

やせる食材×やせる食材×しっかり味つけ

こんにゃくと大根のピリ辛炒め

材料（3～4人分）

やせる食材

やせる食材

厚揚げ	200g（1枚）
こんにゃく	200g
大根	100g
ピーマン	2個
唐辛子	1本
桜えび	少々
酒	大さじ1
オイスターソース	大さじ1と½
ごま油	小さじ1
黒すりごま	少々

つくり方

❶厚揚げ、大根、ピーマンは細切りにする。こんにゃくは細切りにしてねじる。唐辛子は種をとる。

❷フライパンに大根、ピーマン、こんにゃく、桜えび、唐辛子を入れ、中火で2分ほど炒めたら、酒を加えふたをして、3分ほど蒸す。

❸ ❷に厚揚げとオイスターソースを加え、ごま油を加えざっと混ぜる。器に盛りつけ、黒すりごまをふったら完成。

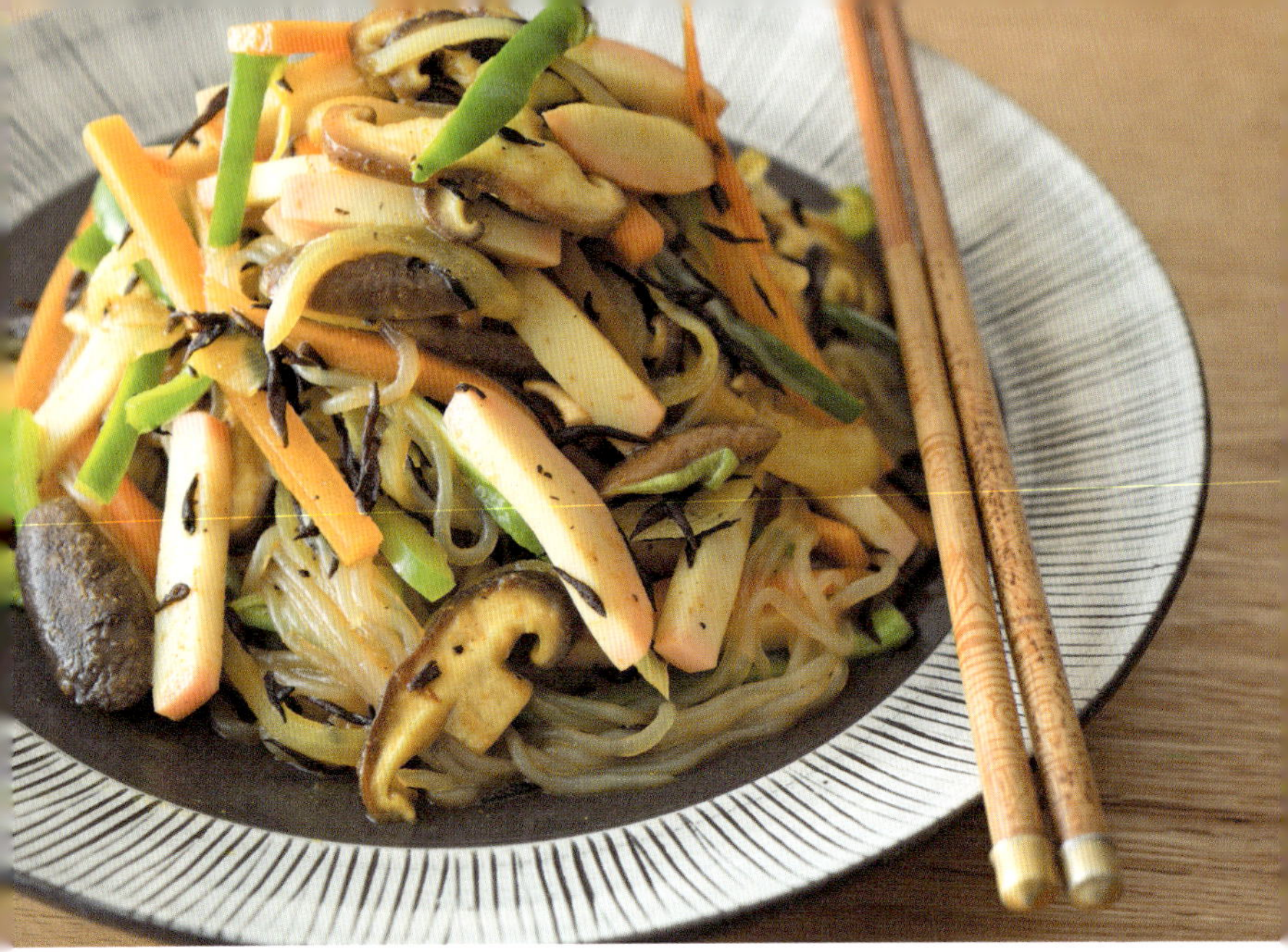

しらたき×カレー味で満足ごはん

残り物でカレーチャプチェ

やせる食材

材料（3～4人分）

しらたき	180g
にんじん	100g（½本）
ピーマン	2個
玉ねぎ	中½～⅓個
しいたけ	2～3個
かまぼこもしくはちくわ	70g
乾燥芽ひじき	大さじ½
カレー粉	小さじ1と½
みりん	大さじ1
はちみつ	小さじ1
しょうゆ	大さじ1
ごま油	小さじ1
ポン酢	大さじ2

つくり方

1. にんじん、ピーマン、玉ねぎ、しいたけ、かまぼこは細切りにする。芽ひじきは水でもどしておく。
2. フライパンを中火にかけ、にんじん、玉ねぎ、しいたけの茎、しいたけ、ピーマン、芽ひじき、しらたき、かまぼこの順に加え、炒める。
3. ポン酢以外の調味料を加え5分ほど炒め、全体がしんなりしてきたら火をとめ、ポン酢をまわしかける。

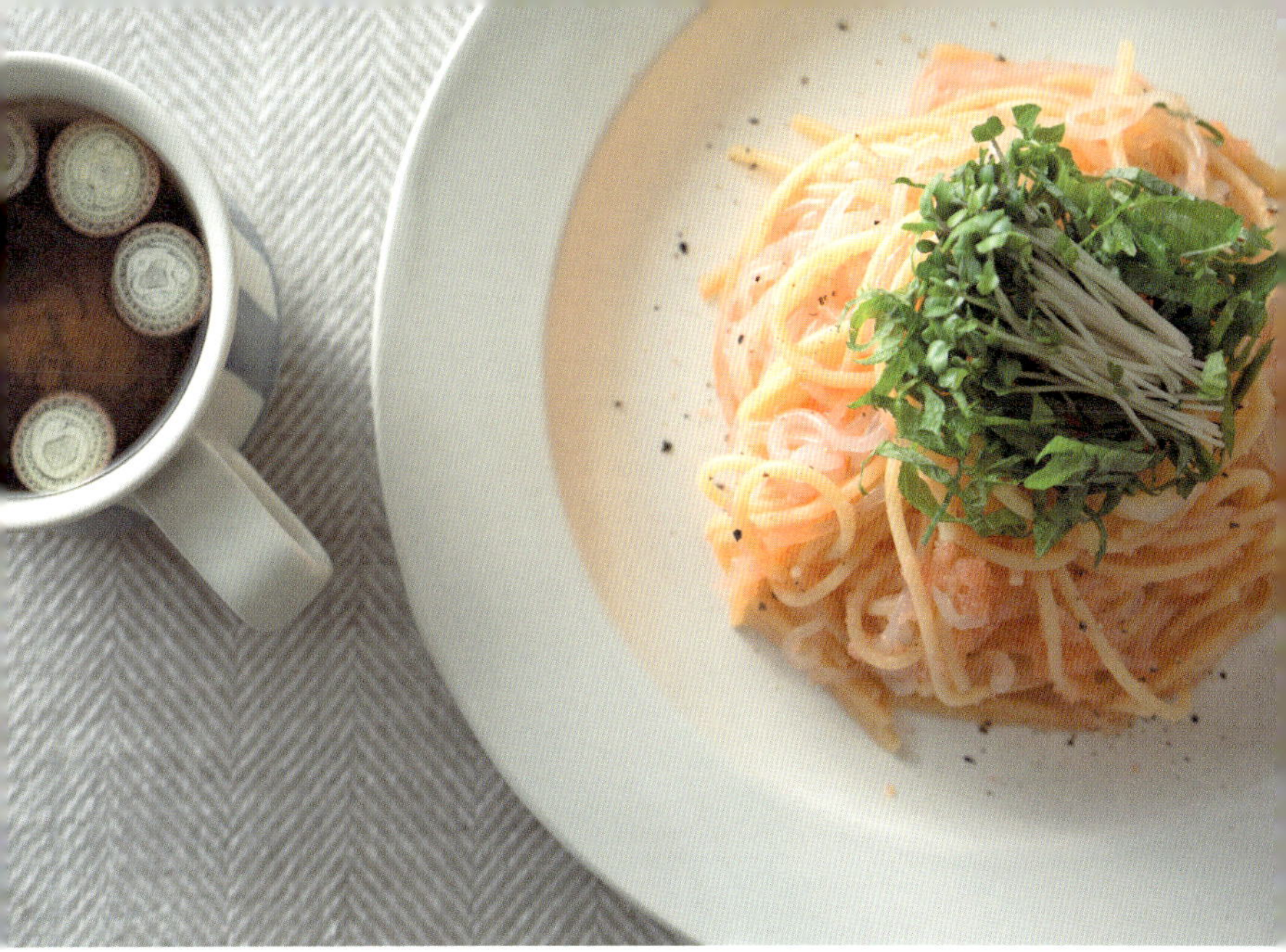

パスタとしらたきを混ぜて満足感UP

しらたきスパゲッティーと梅もずくスープ

材料（1人分）

▼しらたきスパゲッティー

スパゲッティー（1.7㎜）……50g
しらたき……130g
たらこ……30g
大葉……4枚
ブロッコリースプラウト……7g
酒……大さじ1
こしょう……少々
しょうゆ……大さじ½～1

パスタよりカロリーdown

▼梅もずくスープ

梅干し……1個
もずく……1カップ
みょうが……½本
だし……150㎖

代謝UP

しらたきスパゲッティー つくり方

❶8分ゆでのスパゲッティーを6分ゆでたところで、しらたきを加えて1分ゆで、ざるにあける。
❷❶とたらこ、酒、こしょうをボウルに入れ混ぜ合わせ、最後にしょうゆをまわしかけ、器に盛る。ブロッコリースプラウトと手でちぎった大葉を添える。

梅もずくスープ つくり方

❶みょうがを輪切りにする。
❷お椀に材料すべてを入れ、温かいだしをかけたら完成。

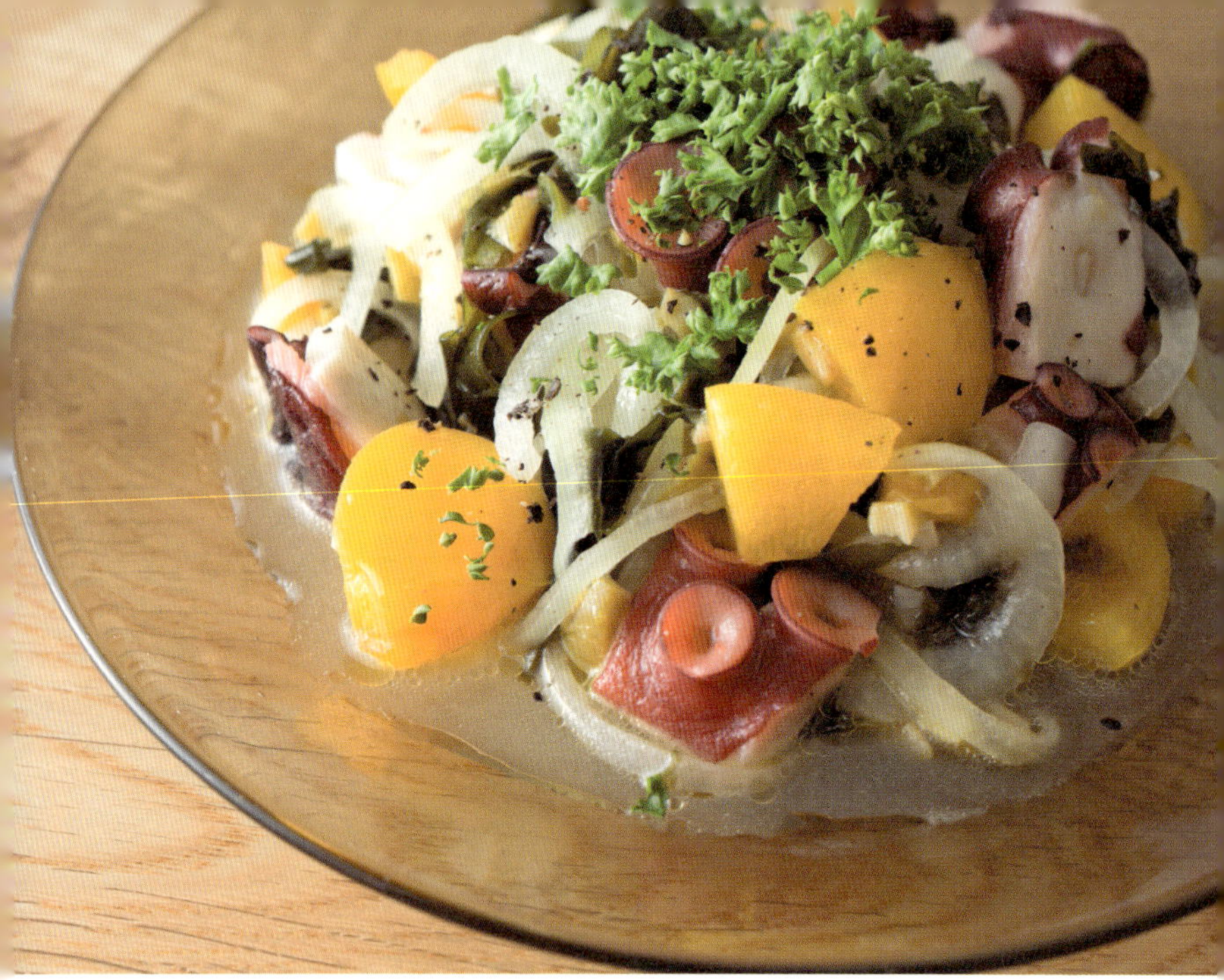

ローカロリーなたこ×お酢でやせる

たこと玉ねぎと黄パプリカのさっぱりマリネ

材料(2～3人分)

やせる食材

たこ(ゆで)	100g
玉ねぎ	中½個
黄パプリカ	⅓個
オリーブ	6粒
パセリ	適量
乾燥わかめ	大さじ1
酢またはバルサミコ酢	大さじ1と½
EXVオリーブオイル	大さじ2
レモン汁	小さじ1
塩・こしょう	少々

つくり方

❶玉ねぎは繊維を断って薄くスライスし広げておく。
たことパプリカは1.5㎝ほどの乱切り、オリーブとパセリはみじん切りにする。わかめはもどしておく。

❷ボウルにパセリ以外のすべての材料を入れて混ぜ、冷蔵庫で1時間以上冷やし、食べる直前にパセリをふる。

コピーして
使ってね

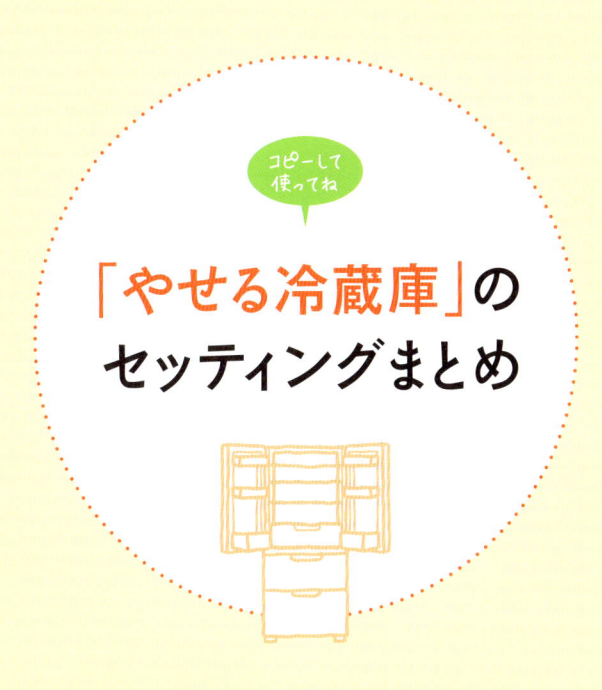

「やせる冷蔵庫」の
セッティングまとめ

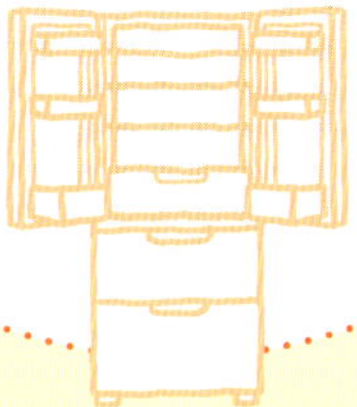

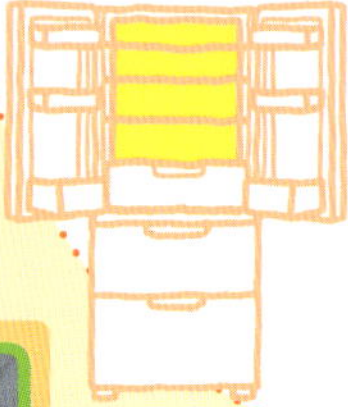

やせる冷蔵室セッティング

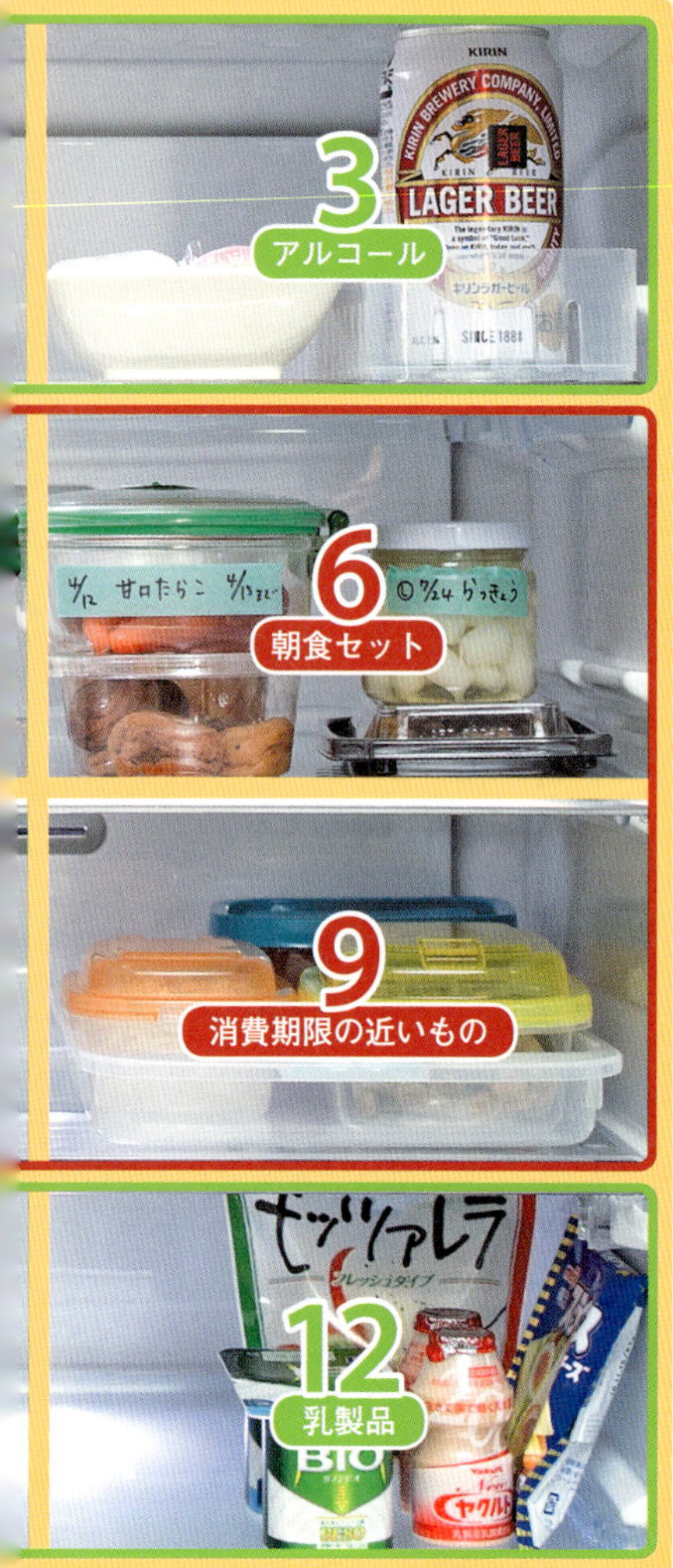
3
アルコール
KIRIN
LAGER BEER
6
朝食セット
9
消費期限の近いもの
12
乳製品

POINT

「太らないもの」は目立つ場所に置き、「太るもの」は見ると食べたくなるので、目立たない場所に置く。

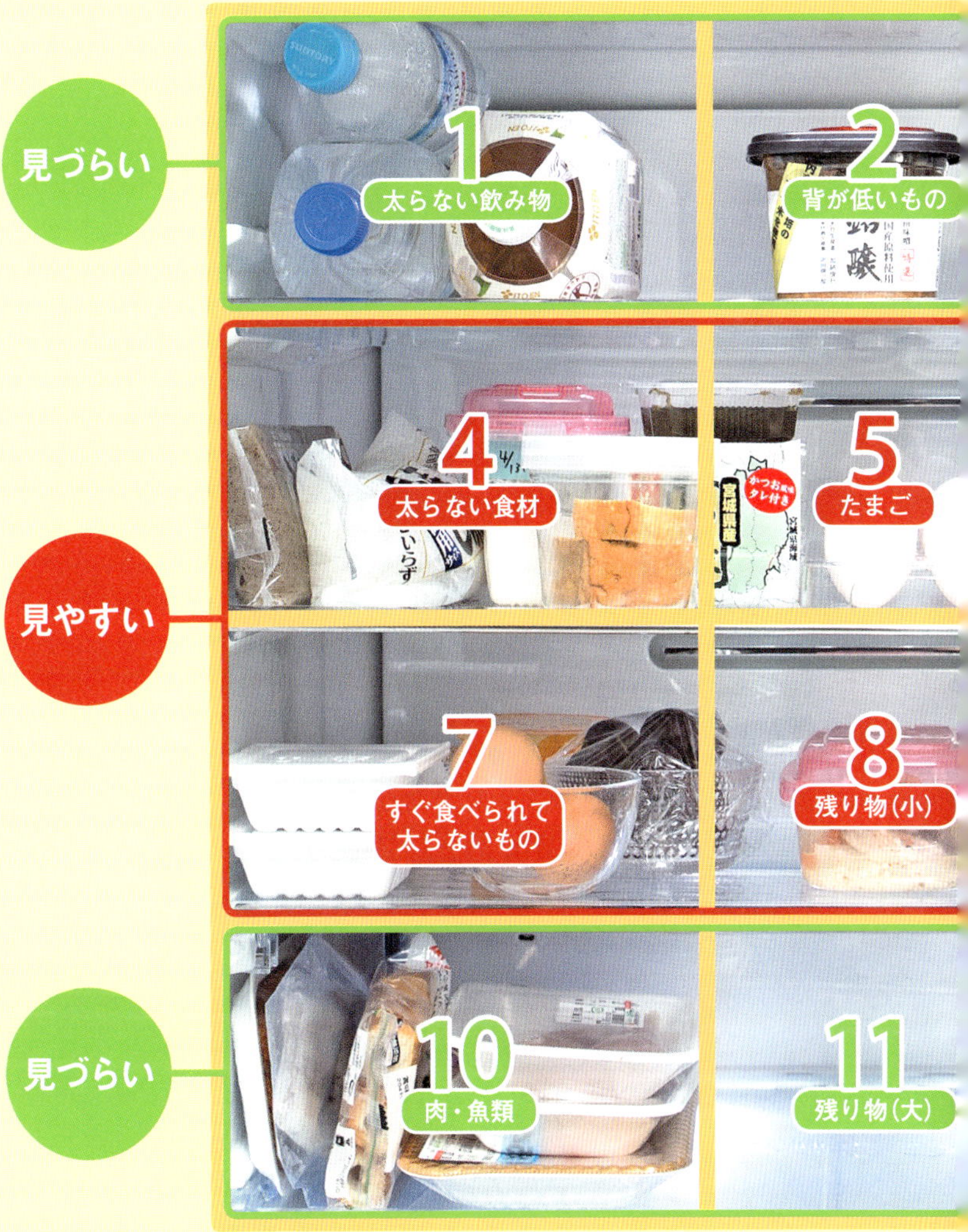
見づらい
1
太らない飲み物
2
背が低いもの
見やすい
4
太らない食材
5
たまご
7
すぐ食べられて
太らないもの
8
残り物（小）
見づらい
10
肉・魚類
11
残り物（大）

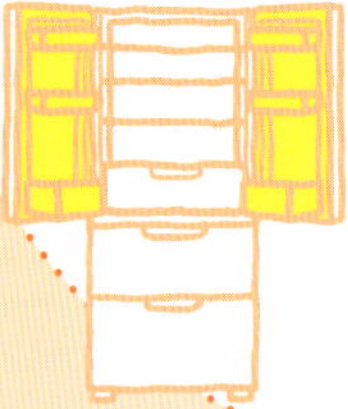

やせる扉セッティング

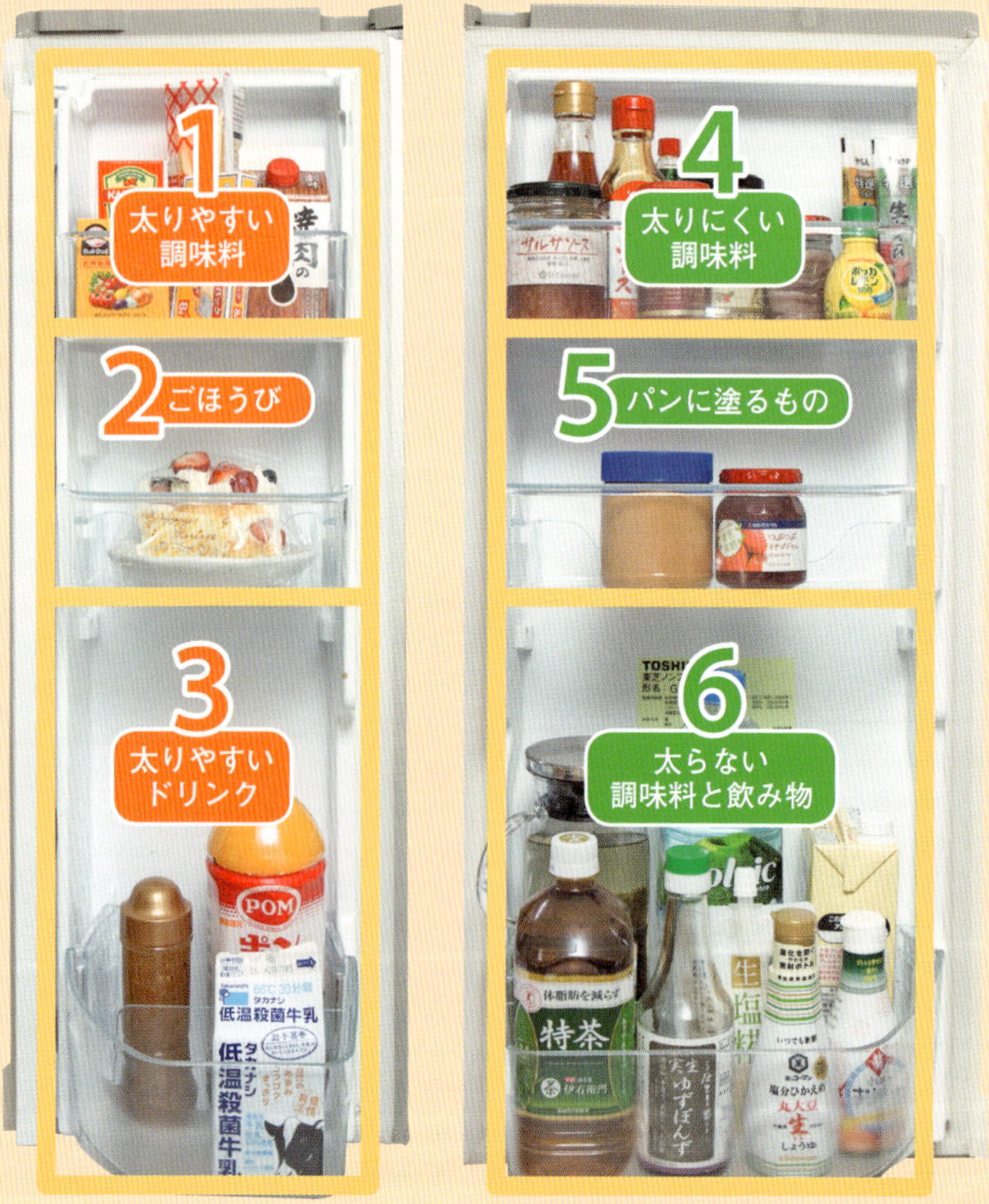
1
太りやすい
調味料
2
ごほうび
3
太りやすい
ドリンク
4
太りにくい
調味料
5
パンに塗るもの
6
太らない
調味料と飲み物

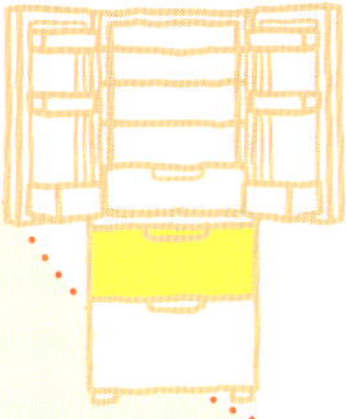

やせる野菜室セッティング

▼引き出しトレー

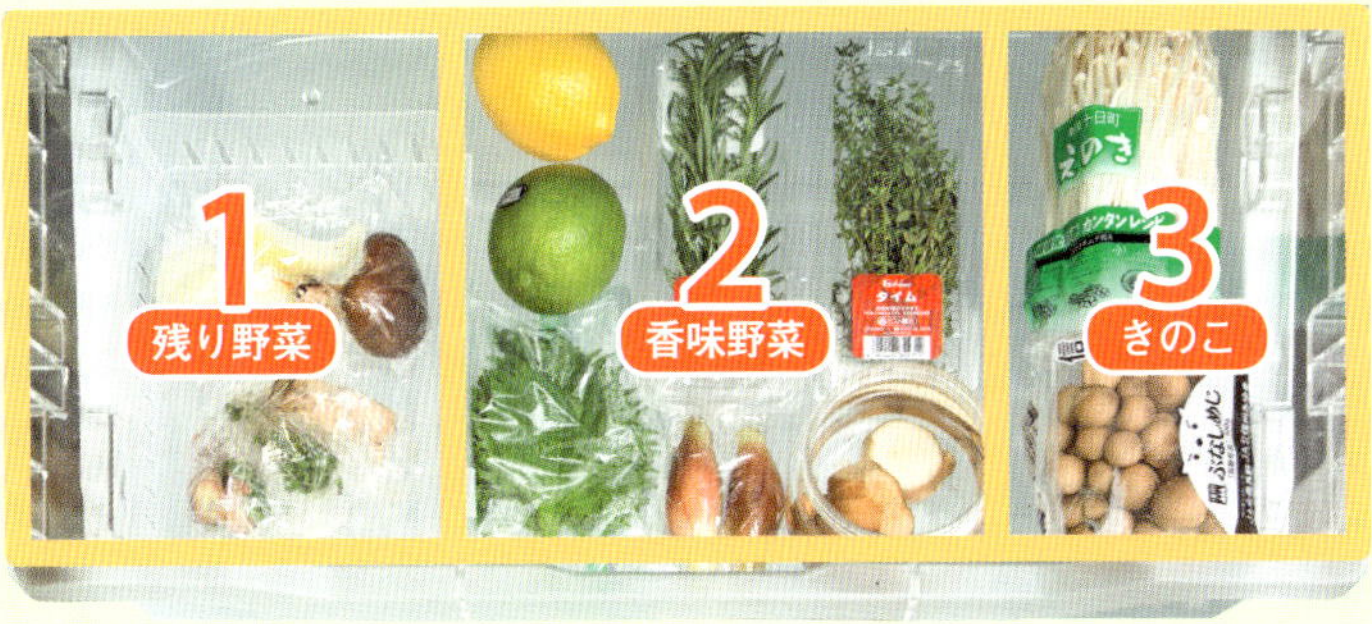
1 残り野菜
2 香味野菜
3 きのこ

▼本体

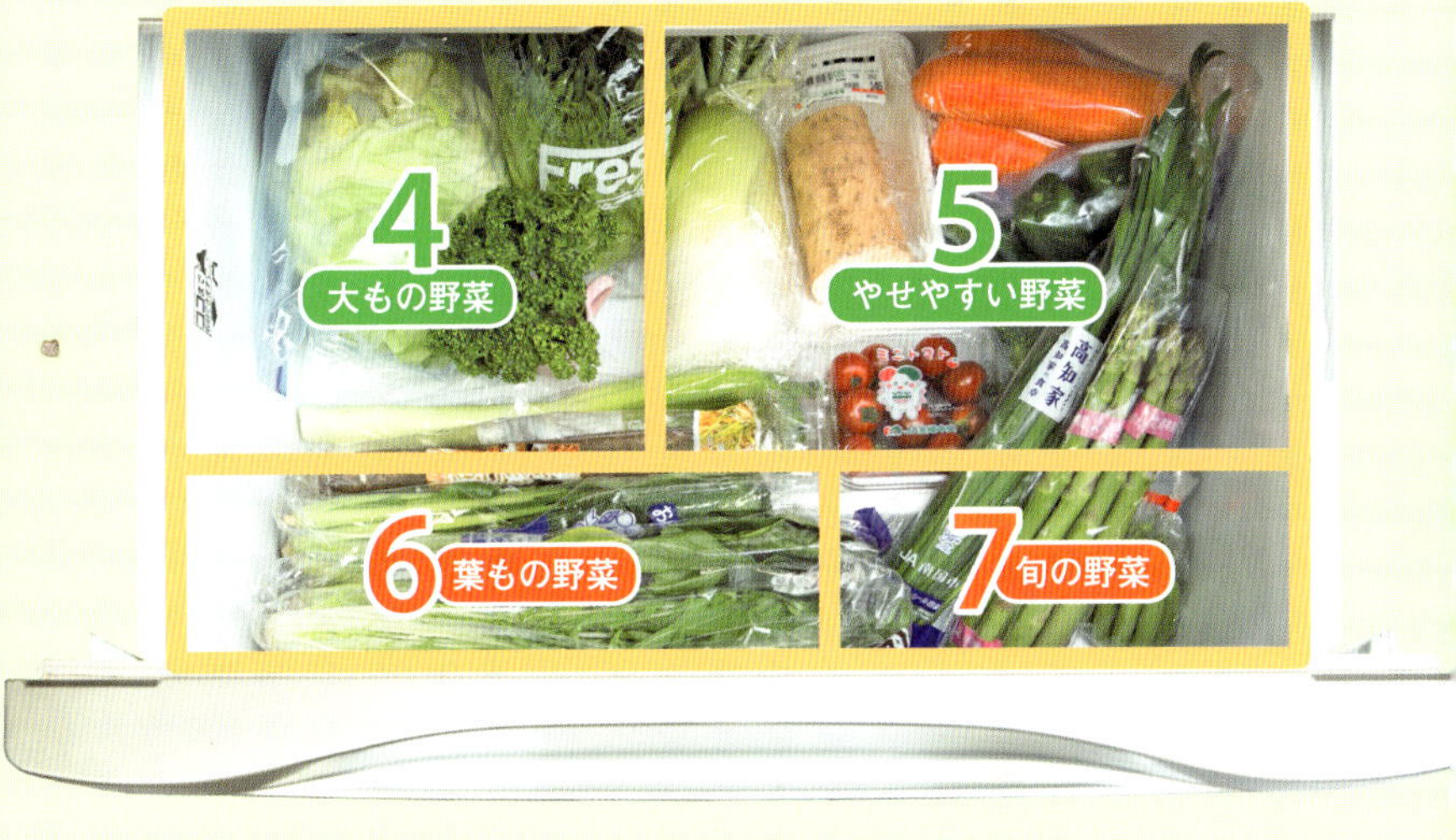
4 大もの野菜
5 やせやすい野菜
6 葉もの野菜
7 旬の野菜

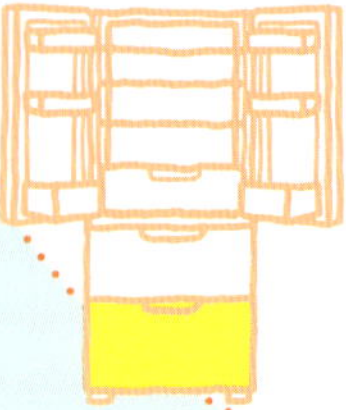

やせる冷凍室セッティング

▼引き出しトレー

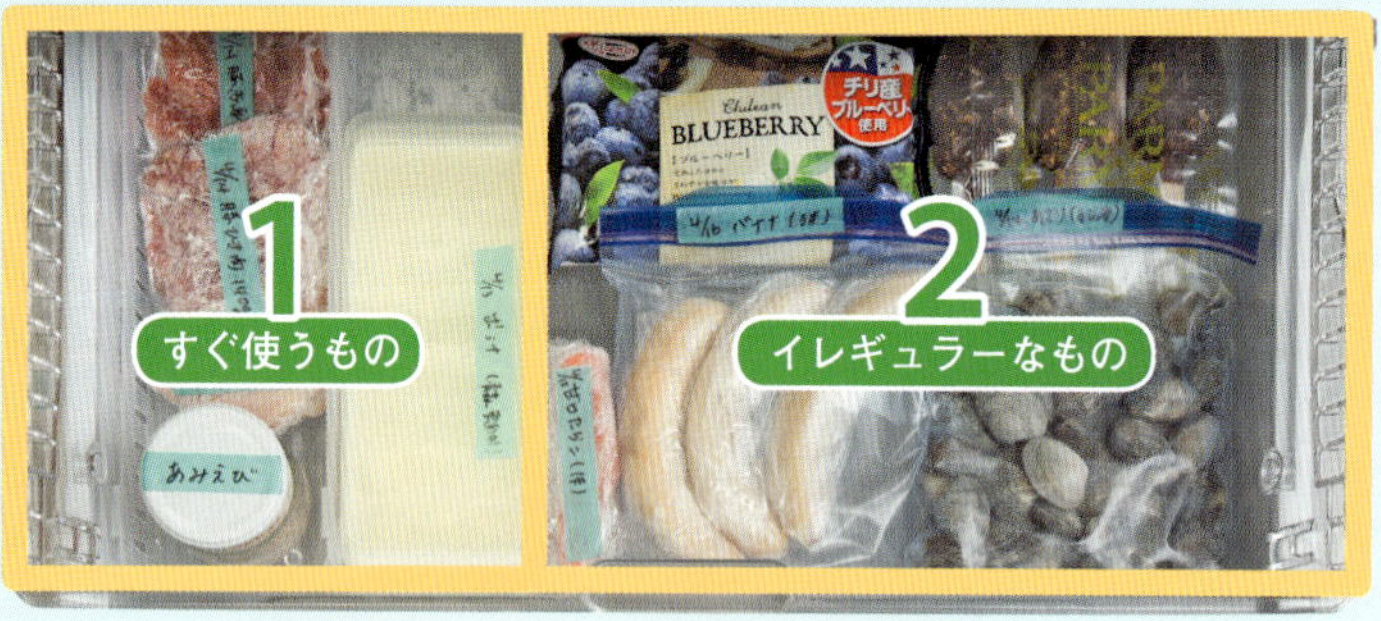

▼本体

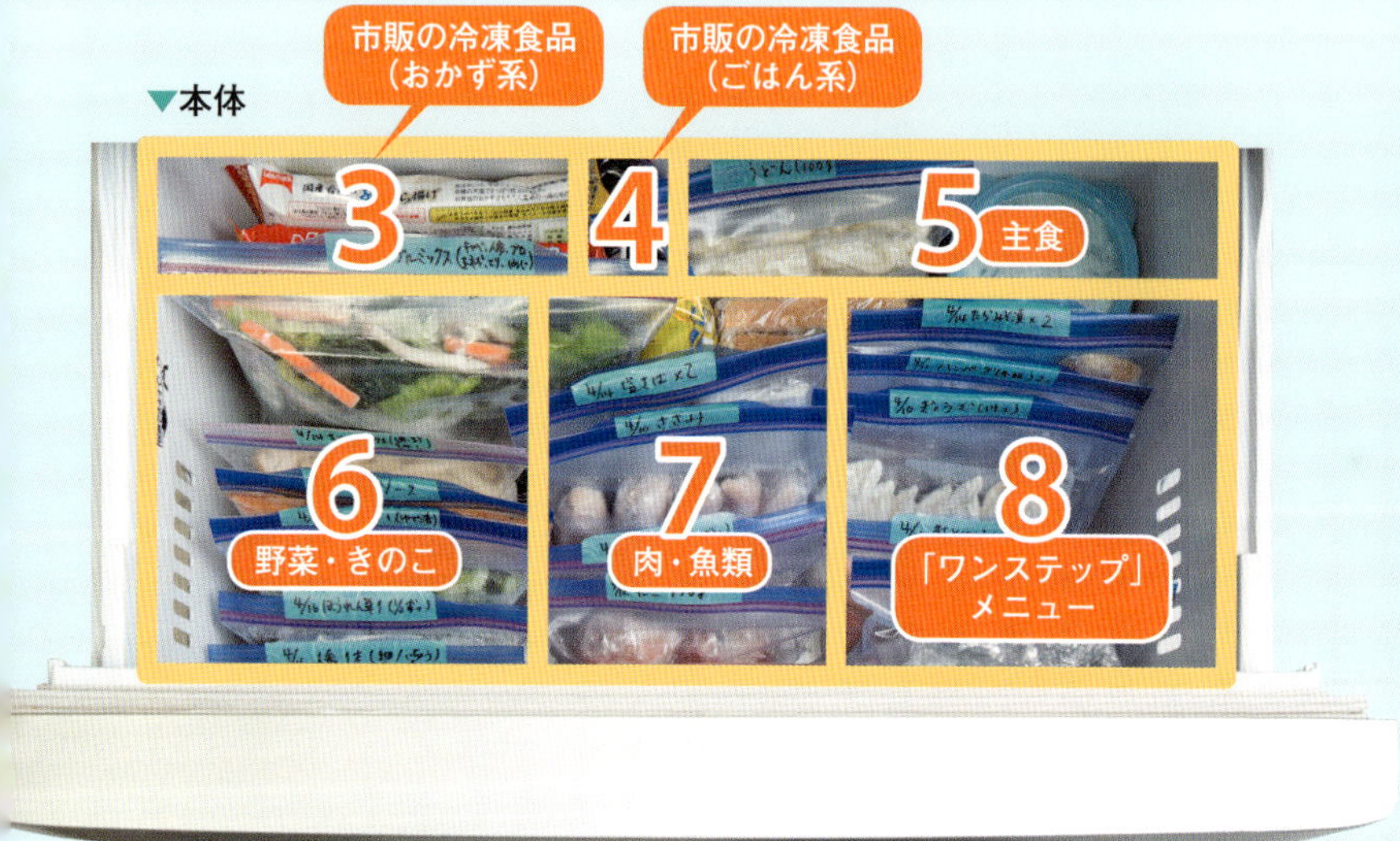

おわりに

「やせる冷蔵庫」を伝えはじめて、とってもうれしかったこと。それは、母が実践してくれて、よろこんでくれたことです。

母が賞味期限切れで捨てたものを計算してみたら、なんと7800円分にもなったそうです。

これまで母は、多くの主婦がそうだったように、冷蔵庫をいっぱいにしておくのが自分のつとめと思っていました。それが、7800円の「期限切れ」につながってしまったそうです。

そんな母も、「やせる冷蔵庫」を実行してからは、その7800円分を少し高い食材を買うお金にふり向けられるようになったそうです。

「やっとこういうものが買える豊かな老後が送れるようになった」とよろこんでいる母を見て、私もうれしく思ったものです。

冷蔵庫にたくさんものをつめこまなくとも、人は豊かになれます。

豊かさとは、大容量の冷蔵庫をものでいっぱいにすることではなく、本当に栄養になるバランスがとれたおいしいものを、自分に必要な分量だけ、新鮮な状態で食べることだからです。


日本人はたくさん食べすぎることによって、生活習慣病に直面するようになってしまいました。これからは量より質を選び、食を整えることによって健康になっていくほうが、だんぜん自分のためになります。

外食やグルメにお金をかけるのも幸せなことですが、家の中にあるものにもちゃんと心を配ってみませんか。

冷蔵庫の中を整えて、家の中にあるものをおいしく食べる工夫をする。それだけで、毎日の生活も、自分の体も、心も、見違えるほど豊かになっていきます。

家族構成、年齢、環境によって冷蔵庫の中身は少しずつ変わってくると思いますが、基本の考え方は同じです。ぜひ、うちの冷蔵庫はこんな感じ！　と見せびらかしたくなるような、毎日扉を開くたびにワクワクするような、健康庫をつくってください。

最後になりましたが、わかりやすく構成をしてくださった辻由美子さん、冷蔵庫コンサルにあたっての数々のサポートをくださり、さらに撮影をサポートしてくださった佐藤富美子さん、いつもながらに長く険しい⁉　道のりを一緒に走り支えてくれた池田るり子さん、レシピ写真をすばらしいものにしてくださったカメラマンの邑口京一郎さんとスタイリストの城素穂さん、栄養面を見ていただいた管理栄養士の椎橋聡子さん（株式会社Food Smile）、いつもすばらしいデザインをしてくださる轡田昭彦さんと坪井朋子さん、ていねいに校正をしてくださる乙部美帆さん、そして、今回の企画にはなくてはならなかった冷蔵庫の公開に協力してくださった皆様、撮影を手伝ってくれた母はじめ、大切な家族に心からお礼を申し上げます。

そして何より、この本を手にとってくださった皆様に、心より感謝いたします。

２０１６年５月

村山　彩

【著者プロフィール】
村山　彩（むらやま・あや）

食欲コンサルタント、日本初のアスリートフードマイスター、野菜ソムリエ、トライアスリート。

ラジオ局勤務を経て、映像製作会社でプロデューサーとして数々の作品を手がける。体を壊したことをきっかけに健康管理に目覚め、野菜ソムリエとアスリートフードマイスターの資格取得。現在は、食欲コンサルタントとしての指導、これまで200例の冷蔵庫を分析した理論に基づいた冷蔵庫指導のほか、テレビ、雑誌、ラジオ、イベントへの出演、全国での講演会、生活習慣病のカウンセリング、アスリートへの食事指導と運動指導など、幅広い活動を行っている。アスリートとして、2012年館山トライアスロン総合優勝、2014年IRONMAN70.3台湾で年代別優勝などの活躍もしている。

著書『あなたは半年前に食べたものでできている』（小社）は９万部を突破。韓国・中国・台湾にて翻訳されている。

◎ブログ　http://ayamurayama.jp

やせる冷蔵庫

2016年６月15日　初版印刷
2016年６月25日　初版発行

著　　者　村山　彩
発 行 人　植木宣隆
発 行 所　株式会社サンマーク出版
〒169-0075 東京都新宿区高田馬場2-16-11
☎03-5272-3166（代表）
印刷・製本　株式会社暁印刷

ISBN978-4-7631-3555-1　C0030
ホームページ　http://www.sunmark.co.jp
携帯サイト　http://www.sunmark.jp